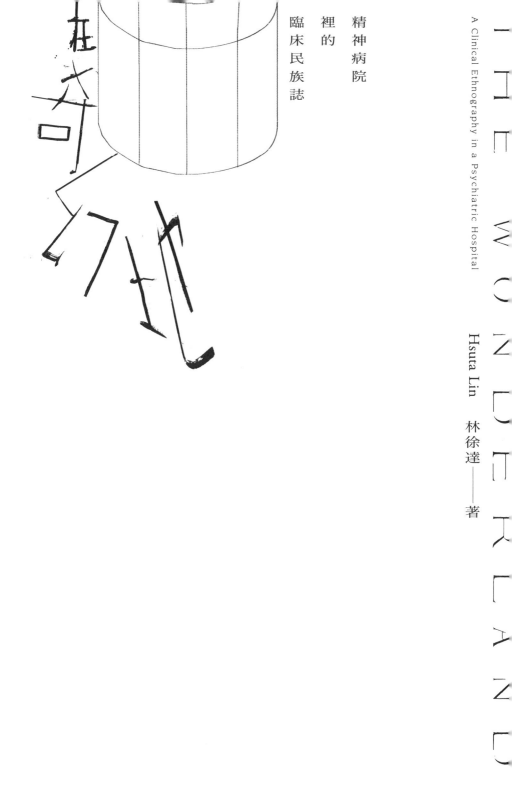

在奇幻地

精神病院裡的臨床民族誌

THE WONDERLAND

A Clinical Ethnography in a Psychiatric Hospital

Hsuta Lin

林徐達——著

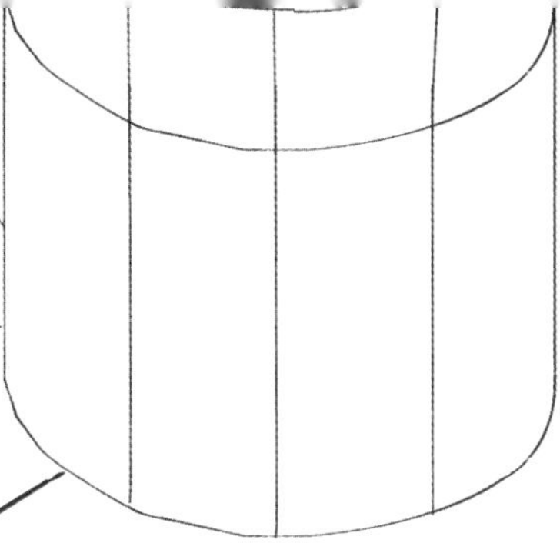

獻給本書中病院住民們以及臨床工作團隊

致謝

完成這本著作得力於許多師長同儕朋友們的支持與協助。

感謝國家科學及技術委員會多年來在專題計畫案上的支持；同時感謝我任教的國立東華大學，尤其是原住民民族學院的師長們和族群關係與文化學系的同事們，提供一個安心研究和寫作的教學環境。我感謝系辦助理龍嫻穎和黃淑美無可取代的一生友誼。

謝謝東華大學諮商與臨床心理學系老師們的教導：李維倫、林耀盛、翁士恆、林繼偉、蔣世光、劉彥君、Theodore Mazarakis等老師們，以及劉効樺系主任的督促。系辦助理徐青卉、郭如珮私人情誼的協助和照顧依然銘記在心。

臨床組同學們王君緯、白琇文、沈千禾、余芷瑜、李則儀、曾俊傑、楊舒涵，以及前後屆學長姊和學弟妹們大家的守候陪伴，謝謝各位為我加油喝采。

臨床心理科黃亮韶、李昆樺、陳東家、林義盛、王佳玉、吳怡賢、蘇南榮、彭聲傑、李弘毅等心理師們多年來給予督導指點。急慢性病房、兒青門診、讀書會、社區照顧的醫師、護理師、社工師、職能治療師、物理治療師和照服員數年來美好的共事經驗。特別是護理師邱如妤、陳雪茹、張貴婷應允照片的使用，多年前急性病房裡白班和小夜班的相處時光仍是我時常回憶的內容。

謝謝各項研究計畫案審查委員和ＩＲＢ倫理審查委員的建議，以及協助倫理審查作業的陳彥廷先生。國科會人文司紀憲珍小姐和人文及社會科學研究發展處藍文君小姐多年來不厭其煩地協助計畫申請，謝謝這段未曾見面的情誼。同時，謝謝東華大學研發處彭惠玉小姐與左岸出版社同仁耐心擬定三方合約裡繁瑣的細節內容。

我同時感謝台灣大學外文系沈志中老師對於論文書寫的喜劇效果，提出了「碰觸到無意識語言，整個有了荒誕的感覺」的評語，以及台南藝術大學藝術創作與理論研究所龔卓軍老師對於論文中人文醫療與文學藝術的評論，給出「悲觀形式的一致性」觀點。這喜悲交錯的評語表達了本書的書寫調性。

專書的兩位審查人和專業意見，讓這本書得以更完整且順利的出版，在此表達我的敬意和感謝：第一位審查人對於書中所進行的精神病院田野調查，「以心理師視角產出文本，再交由人類學家分析文本」的方式，開啟「詮釋人類學與臨床心理學雙瞳式內在對話」，因而召喚出文獻理論與病院經驗的並置價值；第二位審查人則從病理學角度提醒台灣當代醫療體系與社會學家筆下的全控機構的差異、古典案例的臨床表現與今日精神疾患診斷的不同，乃至現代醫療照護更具社會復健功能的治療策略等議題。兩位審查人的專業意見讓我感到溫暖安心，又同時讓我明白一本在地精神病院民族誌所肩負的重要職責。此外，我非常感謝楊添圍醫師對於本書中專有醫學名詞的精闢建議和詳細說明，讓這本著作具有更為謹慎精確的名詞翻譯。

我也謝謝身旁的同學們和臉書專頁裡的朋友，你們一路溫暖陪伴帶給我莫大的鼓勵，讓這本書在熱鬧的期待氛圍中誕生。

謝謝多年來身旁聰穎的助理在論述觀點上提供見解，以及大學部小幫手們長期忍受我反覆不定的個性，使得這本書在寫作的過程中獲得啟發的驚喜和情緒上的支持。

我特別感謝左岸出版社編輯孫德齡小姐的專業協助，所有細微書寫和修辭建議，都讓本書的架構更加篤定落實。身為一名作者能獲得編輯的賞識是一件極為幸運的事。

最後，我由衷感謝這群在急性病房和慢性院區生活的住民們，你們面對生命的認真態度示範了人生不同的命運以及這個世界的多樣性。我們會持續相見。

＊ ＊ ＊

我想在這裡特別感謝求學過程中獲得師長們的照顧和協助，直至此刻我依舊覺得幸運並且無比感激。

二〇〇一年當我還是博士生的時候，在吳密察老師的推薦下，獲得日台交流協會的研究經費，前往日本東京大學求教於若林正丈老師的台灣史見解；博士求學過程中，承蒙中研院民族所胡台麗老師來信關心，順利獲得「人文社會科學博士候選人培育計畫」獎助金，有幸在台史所（籌備處階段）與諸多前輩老師們學習請教。

在美國普林斯頓大學指導教授James A. Boon的提攜下，我得以認識進而翻譯George Marcus、Michael Fischer、James Clifford等諸多學者的著作。求學期間，人類學系João Biehl、Hildred Geertz、Carol J. Greenhouse、Abdellah Hammoudi、Rena Lederman、Emily Martin、Gananath Obeyesakere、Lawrence Rosen、Carolyn Rouse等老師們旺盛的學習企圖心和行動力，成為我終身學習的模範。

取得學位回國任教後，二〇一〇年透過學士論文指導教授余德慧老師的推薦，獲得Fulbright基金會的研究經費前往美國哈佛大學亞洲研究中心，跟隨Arthur Kleinman學習社會受苦理論。二〇一三年我受邀至中國北京大學藝術學院訪問時，承蒙中研院民族所余安邦老師協助引介，在北京有機會目睹中國現代化與傳統融合轉變的深刻經驗。

這些經歷愈是絢麗炫目便愈發提醒自身實力的不對稱而感到心虛。謝謝所有師長們，正是您們對於我毫不吝嗇的愛護，在學界任教這十數年來始終不敢掉以輕心，唯恐辜負了各位師長的幫助和期許。

我想在此特別感謝余德慧老師，是他樹立的人間論述和生命現象學的典範，鼓勵我就讀臨床心理學。這本書出版的時候，正好是余老師過世十週年。余老師，謝謝您。雖然不敢說這本著作是回應您對於我在人類學、心理學和文學的啟蒙，但是字句之間都有著對您的思念。

目錄

第二部分

序　荒謬即是日常

如果你跟上帝說話，你正在祈禱；如果上帝跟你說話，你有思覺失調症。

——湯瑪斯．薩茲，《未馴服的言說》（一九九〇）

二〇二〇年底，在我工作的這家精神病院裡，由職能治療科主辦的例行性「年終耶誕感恩聯歡晚會」，由於院區住民報名過於熱烈，只好採取選拔賽形式進行甄選。評審是院內的心理師，在淘汰近一半的報名隊伍後，剩下包括住民的民歌、國台語歌，以及唱跳、戲劇等表演，在平安夜這天晚上擔任晚會的演出內容。相較於春節、中秋、端午的辦桌形式，年終耶誕晚會是院區年度最重要的大型活動，住民不僅可以獲得院區準備的糖果沙琪瑪等零食和其他飲料，活動中也會透過有獎徵答的方式發送福利社禮券，或是社福團體和善心人士捐贈的洗髮精襪子等民生用品。此外，院區也會趁這個場合對今年表現優秀以及參加全院競賽獲獎的住民們加以表揚，同時頒發感謝狀給輔具廠商，以感激他們支援住民所使用的助行器、輪椅、翻身便利床等。

既然是平安夜，由住民自行編導記述耶穌誕生的劇碼，自然是今晚的第一個節目。

擔任這項戲劇表演的主持人，是病院內一位虔誠的教徒住民，他同時也是這齣戲的編劇和導演，負責邀請其他住民飾演劇中角色。排練過程中曾經發生一段插曲：飾演瑪麗亞一角的女性住民，不配合排練時間且態度不佳，編劇因而修改劇本，取消了瑪麗亞的戲份。

舞台上身著稍嫌大號深色西服的主持人，在自我介紹「我是胡瓜的弟弟——胡說八道」之後，邀請一位住民朗讀《新約聖經》中《馬太福音》第一章第十八節，描述聖母懷孕的過程：「只管娶過你的妻子瑪麗亞來，因她所懷的孕是從聖靈來的。她將要生一個兒子，你要給他起名叫耶穌，因他要將自己的百姓從罪惡裡救出來。」很顯然瑪麗亞的戲份就到此為止了。緊接著的是第二章：

> 當希律王的時候，耶穌生在猶太的伯利恆。有幾個博士從東方來到耶路撒冷，說：那生下來做猶太人之王的在哪裡？我們在東方看見他的星，特來拜他。

主持人接著解釋耶穌誕生在馬槽的意義，一轉身另一位住民抱著一個黃色抱枕出來致詞：「大家好！我是約瑟，耶穌的父親。這孩子的誕生將對人類……」沙啞嗓聲的住民似乎臨時忘詞，同時台下住民笑著：「耶穌在那邊！耶穌在那邊！」晚會現場顯得有些騷動，主持人機靈地直接切入這個語塞的困境：「好了！」並且立刻向台下觀眾說明：「這時候，從東方有三位獲得諾貝爾獎的博士來朝拜耶穌。」此時，約瑟抱著黃色抱枕的耶穌離開，三位飾演朝聖者的諾貝爾獎得主步上舞台。

主持人依序介紹這三位朝聖者，三位要角手持A4尺寸的影印紙，上面寫著「沒藥」、「乳香」、「黃金」，好讓主持人可以配合介紹這三件禮物的象徵意義。主持人接著說：「這三位都來頭不小，都得過諾貝爾獎。讓我來訪問他們一下。」

「請問你得到諾貝爾什麼獎？」主持人詢問第一位朝聖者。

「化學獎。」

「那不容易喔，那我請問你硫磺水有什麼用？」

「是一種很好喝的飲料。」

「請問張博士得到諾貝爾什麼獎？」主持人向前一步，繼續訪問第二位朝聖者。

「文學獎。」

「那在你寫過這麼多書當中，哪一本書是你最喜歡最得意的著作？」

「三國演義。」

「那三國是指哪三國？」

「中國、美國、英國。」

「請問陳博士得到什麼博士？」主持人面不改色地繼續訪問最後一位博士。

「物理博士。」

「物理博士很難學啊，想必你的數學應該不錯。請問三加二等於多少？」

「七！」底下有幾位住民大笑。

「啊！你真是天才！」主持人很誠懇地肯定第三位博士的學問。

在接續的訪問中，主持人一一詢問三位朝聖者頭戴安全帽、紅色棒球帽和軍帽的理由，分別是研究炸藥準備對付某國領袖、表達和一位知名藝人新婚的喜氣，以及紀念某位離世的參謀軍官。在一陣荒唐不著邊際的答覆中——如果用另一種說法，這邏輯又是如此直觀合理——引起底下大批住民的笑聲。

這齣戲劇以一種真誠又試圖幽默的方式，表達這個具有特別意義的節日，儘管對當下某個時刻的我來說，這種意義的詮釋途徑簡直具現了災難般的瘋狂——它透過精神病患在舞台上扮演精神病患的方式，以虔誠的態度表達瘋狂，以揶揄的形式抵達神聖；又或者可以這麼說，這場表演符合基本的現代藝術表現形式：絕對的現實主義卻不著邊際、戲謔般幽默反諷、認真嚴肅的嘲弄技法，以及帶給觀眾一種寓言般的事後思緒。最後，約瑟繼續抱著那只抱枕，連同主持人在內，五位住民一同以勉強算是整齊的手勢加上口號「耶穌愛你，我也愛你，上帝祝福你」，結束第一個節目的演出。

接下來每個節目中間的串場分別安排了有獎徵答和摸彩活動，問題從醫院院長、院區主任和護理長姓名，到院區全名、各棟病房主責心理師是誰等；禮品除了食物、日用品、飲料、福利社禮券，還有院區主任和護理長提供的特別禮金紅包。

壓軸節目是特地搭乘大型遊覽車來到院區的某個佛教志工團體表演手語歌，該團體也捐贈一些摸彩品（正式名稱為「結緣品」）給院區住民。據主責的社工師表示，這已行之多年。至於為何一個佛教志工團體會來參與耶誕感恩晚會？自始至終沒有人懷疑過這個問題——這不只是世俗與神聖的差異，而是不同神聖之間的區別。也許這個問題在本質上並不存在，這一切因宗教教義所導致的衝突皆來自我個人理解的狹義規範；這或許是因為精神病院裡賦予了「荒謬的日常化」，也或許是外部世界具備一套不易改變且容忍度低的既定認識。但最大的重點是，何以這會是一個問題？

「荒謬的日常化」既是表達精神病院住民在日常生活經驗上的行為表現與反應，或因認知功能，或因病徵干擾的影響，致使彼此之間的嫌隙或病院衝突，經常對於意外事件提供一種荒誕脫離現實的陳述或解釋。同時，它也是對應古典精神醫學基於科學理性對於妄想、瘋癲的診斷，即透過斬釘截鐵般的醫療科學理性來解釋疾病。但「生病」這件事從來都不是一件單純的事。網路上流傳著「手術很成功，但病人死了」的諷刺笑話，一語道破了醫療理性面對的是攻克疾病，而不是疾病的載體。更重要的是，這種被稱之為「人類學諷刺」（anthropological irony）的處境，表達了人類學這門學科訓練對於異質處境的敏銳感受力，得以突顯「對既定認識或刻板印象的反向傳遞、表達對於理所當然的認識論之自我嘲弄，或是關於根深蒂固觀念的出奇解構，迫使田野工作者懷疑既有的文化認識，進而對民族誌書寫任務進行批判思考」。[1]

在詮釋人類學家葛茲描述的那一位十九世紀的歐洲商人，目睹荷蘭殖民時期峇里島國王過世後，三位妻妾縱身跳入火海陪葬，在璀璨的祭典中「對寂滅的貞潔頌歌」，甚至正是這種愉悅平靜的儀式，「華麗與暴力」的結合令人毛骨悚然。歐洲商人在震驚之餘快速而細膩地表達了歐洲人本主義思想，同時置入了西方以船堅砲利的方式施行文明教化的正當性，這其中「白種人負擔」既是慈悲也是入侵。確實，並置這兩種經驗——絢爛的儀式形式與冷酷的死亡內容——其所帶來的混亂，以至於身為觀看者的我們需要從迷失之中試圖尋獲些什麼。葛茲認為，這種「被弄迷糊了的感性」，使得我們原先以為可以透過接觸那些與自身不同思路的思想世界來減少我們的不確定性，然而正因為兩方的接觸，反而擴大了我們的不確定性。[1] [2]

在某個書寫的當下時刻裡，我發現自己也是葛茲轉述中那類歐洲商人——帶著自以為是的人本思想，對於精神病院的對待處遇以及精神疾病患者「受困於此」，感到一絲憐憫的同時，卻也不由自主地感到厭惡病人身上的異味；在剛進入精神病院工作時，我甚至沒有發現自己下意識地皺起眉頭。我以臨床工作者的身分在精神病院內部進行民族誌調查，這項難得的工作模式讓我重新覺察人類學家在兩個世界中理解對方的生活——多數時候在思索如何接住他們的思緒，偶爾帶來困擾或詫異不解——並且正是後者所帶來的遲疑甚至懸置，構築了住民和我在精神病院裡生活的若干重要部分，它豐富了我對於自己世界和對方世界的認識。

[1]「人類學諷刺」出自葛茲的文章〈Thinking as a Moral Act: Ethical Dimensions of Anthropological Fieldwork in the New States〉。原出處為 *Antioch Review* (28)2: 139-58, 1968。後收錄於 *Available Light* (2000)。同時見林徐達 2015: 77, n13, 78。

[2] 在本書中，我以「克里弗德・葛茲」作為 Clifford Geertz 的譯名；我知悉在中文學術論述上，有「紀爾茲」、「紀爾茨」、「格爾茨」、「葛茨」等譯名。這些譯名或許取決於學者對於作者本人和生平的認識程度，但都有效地指向同一位人類學家。

精神病院作為人類學田野場域

兩個世界。「從事田野調查重要的不是擺脫人類學家所攜帶的文化包袱，以便在無形體、無牽掛之下進入異國的生活方式；而是同時在兩個故事裡過生活。」葛茲在他的自傳著作《後事實追尋》中如此說明。[2] 在更早之前，葛茲曾經說過：「人類學家不研究村落，他們在村落裡研究。」他用這種說法來強調人類學家的任務是了解內部者的生活，從而認識他們的世界。[3] 本書中田野調查所在的精神病院，同時提供了「村落研究」與「村落裡研究」的機會。在那裡，兩個世界的並立表達了人類學田野工作者身處的研究樣態；不同的是，精神病院自身提供一個雙重形態的臨床生活，並且開展了異質甚至彼此矛盾的複數世界：

首先是臨床治療團隊面對「常態」與「異態」兩個世界，因而在多種故事和聲音下工作——一腳在病房診間，另一腳則是在正常規範之中，又或者一腳踩在臨床治療職責上，另一腳跨進憐憫同理的心緒裡。於是，臨床生活成為了醫療處遇的臨床團隊來回於正常與異常兩個世界之間的工作形態。這其中經常需要工作團隊的默契與協商，以及因為兩個世界的遭逢形式，而造成的工作人員與住民之間無法避免的緊張衝突。其次是，臨床生活同時指涉了精神病院住民在這兩個世界之內的生命經驗。這群在精神病院裡的思覺失調症患者，在各自的世界與特殊疾患社群裡生活了數十年，往返於正常與異常兩個世界之中，接受、被迫面對或甚至抵抗醫院的處遇與治療、臨床團隊的照護與管理、病友人際關係，或是各自的個人際遇。對精神疾病患者來說，這兩個世界有一部分透過思想意念和身體安置空間的並存形式，以某種無法預測的週期重疊著。用一種類比方式來說，他們活在卡夫卡筆下的甲蟲與外部世界，或是馬奎斯的回憶與現實之間。這麼說來，佛教志工團體前來參加精神病院的耶誕感恩晚會，這件事的確並不衝突。

這本著作正是希望在這兩個面向上闡釋精神病院的臨床生活，並且展現病院現實生活與個人妄想內容二者之間的照顧與經驗。精神病院作為人類學田野場域，在當代民族誌調查主張移動、非典型定居模式、全球化溝通等特質看來，這並非是新穎的田野調查工作。事實上，在精神病院裡從事臨床民族誌研究是相對「封閉」的——一方面它被第一線的臨床醫療相關專業的養成和訓練，第二線的公共衛生、疾病防治法規、健保制度，以及第三線的機構組織、公會、藥商和醫療器材商層層圍覆；這種封閉性使得臨床機構的社會科學研究往往受到現實上的條件限制。另一方面則是精神病院自身的封閉生態，包括生活空間、活動範圍、人際關係，甚至思想、創造力、欲望的滿足、夢想的嚮往，都因公共衛生、健康照顧、身體和行為安全等諸多考量，而犧牲了住民的若干需求。[4] 這種整體的受限形塑了精神病院的氣質（ethos），卻也因為如此，封閉的精神病院民族誌開展了人類學全貌觀點

（holism）介入的可能性。顯然，這極富諷刺意味的組合結果並不會讓人類學家感到太多欣喜。但無論如何，兩者帶來各自論述的重點，而彼此的限制與開展卻恰好是互補的。

前者有關臨床醫療機構的封閉性暗示了當今以生物醫學典範為基礎的精神醫學長期以來忽略了患者主體。在哈佛大學醫療人類學家凱博文等三位作者的合著論文〈文化、疾病與照顧〉裡認為，人類學和社會學觀點可以就臨床醫療行為做出直接的貢獻。[5] 他們強調當今醫學院的臨床訓練應設立臨床社會科學之科系（clinical social science），並且由具備人類學或社會學背景的醫師以及具有臨床訓練的人類學家或社會學家共同組成。「唯有當社會科學成為臨床學科並且在相關患者照顧課程下授課，醫學實踐才能從社會科學中受益。」三位作者如此以為。[6] 作者們勾勒出「臨床社會科學」的觀點，並主張患者的解釋系統是臨床醫學實踐的一部分。因此，要幫助患者得到適當的治療處遇，便必須明白患者對於疾病與治療的認識，進而建立起一套治療者與患者對於疾病與治療的彼此參照認識論。

至於後者提及的「全貌觀」，則是古典人類學在上世紀初建立起自身專業科學訓練、有別於其他社會科學專業的主張與方法論，今日卻因為全球性移動和交換而逐漸式微。這是一九八〇年代追隨詮釋人類學論述的學者提出「部分真實」的時代。[7] 然而，正因為精神病院這種特殊封閉性——日復一日重複著《魔山》般的生活——透過這種古典民族誌「全貌觀」的研究形式，並且保有當代文化論述的深度（借用李維史陀受訪時的說法），讓我們得以一窺究竟。[8] 因此，這種精神病院的臨床民族誌需要古典人類學的全貌觀理解，也需要當代複雜文化論述的思維訓練；它同時也需要前述三位作者強調的臨床專業訓練，使得社會科學研究者得以被允許長期待在病房進行觀察，並且參與團隊會議的處遇討論。[9]

當然，我們可以質疑提倡「臨床社會科學」依舊若干程度上坐實了醫學霸權，但本書誠心希望透過作者所接受的人類學和臨床心理學訓練，將精神病院作為人類學田野場域，藉以綜合討論當代精神醫學診斷、心理病理學文獻、國內臨床個案，以及民族誌等資料。本書論述的立場在臨床心理學知識上採納了「經驗樣態」的詮釋觀點（雅斯培、薩斯），闡釋思覺失調症病理徵候的多變性，以及患者混亂思緒與行為的意義。在人類學理論上採取了美國醫療人類學（凱博文）和詮釋人類學（葛茲）的論述，藉以表達疾病的社會文化觀點，以及臨床團隊的醫療處遇和臨床照顧。借助這兩項專業，這本著作提出兩項研究目標：在精神病院臨床專業屬性的場域裡，透過人類學詮釋與當代複雜文化論述的思維訓練，提供不同於生物醫學觀點的見解；同時，藉由臨床民族誌調查，彰顯臨床團隊在精神醫療照顧職責下，和患者共享疾病的本體論認識、共同參與治療經驗，從而體現此一特殊的臨床文化。

這種臨床場域與民族誌調查的協作方式，使得人類學專業以文化的視角，詮釋當代精神醫學的醫療處遇和精神病院患者的生活處境。因而，從事醫療場域調查的人類學家得以探究臨床文化如何帶著它們獨特的社會實踐形式——病患行為、診斷和治療目標，和各個臨床專業職責——以各自不同方式表述「臨床現實」(clinical reality)[3]，並且將這些診斷知識與治療行動的意義如何相應於這些不同形式的現實之中，試圖釐清精神疾患臨床醫療場域的整體意義。

語彙說明、收案標準、章節簡述

本著作為科技部（二〇二二年更名為「國科會」）學術性專書寫作計畫〈精神疾病的臨床照顧與詮釋：精神病院裡的思覺失調民族誌〉（一一〇學年度）之研究成果。此外，相關研究計畫包括科技部個人專題研究計畫〈台灣精神分裂症住院患者的憂傷經驗與臨床處遇〉（一〇四學年度），以及〈思覺失調症的臨床詮釋：徵候、患病經驗，與心理病理學反思〉（一〇七、一〇八學年度）。若干討論曾發表在《幼獅文藝》（二〇二〇年第七九八期）和《藝術觀點ACT》（二〇二〇年第八十一期、二〇二二年第八十九期）。第二章裡有關史瑞伯法官的討論初稿，曾經在中央研究院民族學研究所「當代德國哲學思想與心理學相遇」研習營活動中發表（二〇一八）；第二章的臨床個案分析曾發表於台灣臨床心理學年會（二〇二一）。部分凱博文的醫療人類學觀點以及余德慧的人文臨床學和文化療癒，曾發表於〈余德慧教授學術紀念研討會〉(國立政治大學華人文化主體性研究中心，二〇二二)。本專書寫作內容和出版程序均符合科技部學術性專書寫作計畫之作業要點。

本著作在研究期間邀請的參與對象為衛生福利部某精神科專科醫院中，接受長期照護的思覺失調症住民；個案接受初步篩選後，由研究執行者選定臨床晤談並長期追蹤的對象。其收案標準條件、排除條款、篩選個案之評估工具、知情同意書內容、研究訪談進程、訪談大綱、研究倫理考量(包括預期不良事件／嚴重不良事件及處理方式)、隱私和個資保護／銷毀方式，以及倫理審查意見等，均已通過人體試驗倫理審查。本書中有關臨床個案資料皆簽署知情同意書後得進行本項研究；書中為保護個案隱私權，有關患者的病徵和行為表現等描述皆交予去識別化(de-identification)，包括去連結或匿名等方式，以切斷資料陳述內容與特定患者之連結線索。除此之外，部分住民在書中的化名設想，來自村上春樹有一年返回曾經客座的普林斯頓大學演講時，表示沒有什麼複雜思慮地使用東亞系同事作為小說主人翁的名字，我毫無懸念地追隨這種用法。

執行本研究案的精神科專科醫院，在慢性精神照顧方面，涵蓋有精神科醫院慢性病床(其中又分有健保床、公務床、合約床、小康基金、自費等類)和精神護理之家(無健保床

[3] 引自凱博文的詞彙，見本書第三章和第四章討論。

位）兩種全日型生活醫療照顧機構——在書中皆以「慢性精神病院」一詞概括之。此外，國內其他慢性精神照顧機構尚有康復之家（全日型）、長期照顧管理中心（全日型）、社區復健中心（日間照顧）。上述這些不同服務機構有各自的精神障礙等級、床位規模、活動空間與設施、服務內容和性質、專業照顧人力比例，以及健保給付等不同法律規範。本書中討論因病徵變化和病理學議題時，以臨床「個案」、「患者」作為指稱詞，文章中以「病人」、「病患」稱呼的場合多在急性病房，在慢性院區則多以「住民」一詞指稱長期安置於精神病院的患者，突顯他們的生活起居等屬性。[4]

本書內容中摘錄數則病歷紀錄以及古典案例的病歷式改寫，試圖藉由這種呈現方式邀請讀者進入臨床場域。這類濃縮的病摘紀錄無意將患者或個案予以去主體化，而是突顯臨床工作人員初次認識病人的途徑和內容：家庭史、病史、藥物史、治療史、自傷史、服藥順從性、行為表現和干擾徵候、自我照顧能力和病房人際關係等。具有經驗的臨床人員可以從文字紀錄中，將患者的疾病特徵、人格特質、治療計畫、用藥紀錄等予以動態化，是幫助臨床人員對患者的病程表現與預後進行有效推估的參考資料，同時協助臨床決策和介入的方向。換言之，病歷遠遠不只是一份文字紀錄：這些病歷累積了患者的病史歷程，也同時展現了臨床人員的專業養成經驗。

例如，一位思覺失調症患者此時的認知表現，比起病歷記載內容出現不尋常的嚴重程度時，會協助臨床團隊懷疑是否有其他疾患如中風或失智症的影響。對這群臨床工作者來說，病摘並不是冷酷無情的文字紀錄，而是描繪患者的情緒和受疾病之苦的行為反應，進而協助個案概念化：譬如病歷裡記載著虐殺家中寵物，但在病房表現上卻是一位彬彬有禮的住民，或許可以幫助我們了解為何他的家人從未來探視他的家庭動力；或是有暴力攻擊史、自殺自傷史的個案，便需要留意在環境和人際關係上的暴力因子或是可能的自殺危機。這些病房裡手寫式的病歷文字，如同住民在職能治療活動中的繪畫作品一樣具有溫度，是臨床團隊與患者共同經歷的病房紀錄。甚至，它讓人們了解到「在特定時空下，人們的異常行為變化」，這是精神醫學史的重要診療紀錄。[10]

本書中有關「疾病」一詞在醫療人類學以及國內人文醫療論述中，分別指涉三個略有不同字義的英文詞彙，其中「disease」則指涉病理學意義上的疾病病徵（symptoms）；

---

[4]「慢性病房」指的是單一照護單位，「慢性院區」則包含了數個各自獨立卻某種程度互相依存的醫療團隊，以及一整組服務這些醫療團隊的行政團隊。慢性院區當中時常包含數個慢性病房，每個病房皆是幾乎獨立運作的單位，除了夜班或特殊時期護理人員會互相支援，大致上是「各自分立」的管理系統——同時「共用」其他醫事人員如社工師、職能治療師、心理師。病房的管理由各病房的護理人員、照服員負責運作，支援的工作人員僅負責一般性的日常照護（如給藥、生命跡象監測、換藥、鼻胃管灌食等），大多會避免涉入對方病房的運作規則及執行細節。另外，慢性院區內有許多公共設施、活動和工作人員為院區內各病房「共用」：活動中心、佛堂、教堂、庭院空間、福利社、洗衣房、職能治療活動。

「illness」指的是生病的期間，在凱博文的論述中，經常以「社會受苦」（social suffering）指涉患者的生病經驗（illness experiences）；「sickness」指涉生病的狀態，以及相關的疾病照顧。而前述本書試圖詮釋「思覺失調症的病理徵候，以及患者的受苦經驗和臨床照顧」，即分別涵蓋了disease、illness和sickness三個疾病字詞的意義。同時，本書中使用「疾患」（disorder）一詞，多數時候呼應病理學上的病徵；如果特別針對DSM的診斷準則，則依循《精神疾病診斷與統計》中文譯本的譯詞——在第四版亦稱為「疾患」，第五版則統一改以「障礙」稱之——皆指涉「個體的認知、情緒調節或行為出現臨床上顯著混亂，導致可能在心理、生物層面或發展過程中功能失調」（見DSM-5定義）。

在文獻討論和引用上，本書專注於個別理論或是完整著作的討論遠過於對醫療科學史發展的闡述，其中疾病與相關文化社會議題特別著重在美國醫療人類學的見解，其他如英國批判醫療人類學（critical medical anthropology）和全球健康的發展範疇，受限於本書主題和範圍則未討論。在人類學專業訓練上，本書作者受詮釋人類學家葛茲的觀點影響甚鉅，一如我在其他著作中表示，詮釋人類學針對人類學知識生產和文化意義的討論，是這門學科訓練的根本批判，我視此為個人的生涯職志。[11] 本書在外文資料的引用習慣上，若干參考文獻採用中文譯著內容，很大因素是譯者的修辭有時比起自己翻譯原著來得更為簡練而優美，同時我自身也從事學術著作的翻譯，沒有理由吝於肯認譯著的貢獻。這些引用書目都儘量清楚標註頁碼出處，希望能夠提供相關研究的參考。

在民族誌書寫上，對於在地機構和確切的地理鄉鎮位置、擇定田野地點過程、研究者定居方式等足以揭露田野機構，或是與本書討論主題並無直接相關等資訊，均維持古典民族誌的模糊性——當然，這也是一九七〇和八〇年代美國反思民族誌思潮興起的背景。我非常明白以民族誌研究者自身視角，記錄下田野工作時遭逢的經驗和調查省思，賦予論述上「在田野現場」（being there）的明示技法，以及書寫文類所帶來的巨大課題。本書允諾精神病院的保密原則和相關研究倫理，作者在病房活動的陳述上，維持了隱匿第一人稱的臨床書寫慣習，偶爾以「我」第一人稱現身時，多數時候是在文脈中反映了個人在活動當下的回饋。

本書著重於對精神疾患、精神病院、患者、臨床工作團隊的文化詮釋，安排有兩部分各三個章節內容，分別呼應前述兩項研究目標，因而在論述語境上略有不同：其中第一部分著重於古典心理病理學論述、社會學的醫療機構批判，和醫療人類學的文化觀點，內容主要是精神疾患的診斷發展與理論概念化的檢討。第二部分則試圖在這三個學科專業的既有理解下，探討精神病院患者的日常作息、醫院的處遇和管理等議題，藉此提出精神病院民族誌的臨床詮釋。以下就章節內容依序簡要說明。

第一章聚焦於瘋狂的診斷與處遇：首先自精神疾病的標準化診斷準則奠定了生物精神

醫學的權威地位，一方面賦予了臨床醫療對於精神疾患的診斷與治療的絕對職權，另一方面聚焦於反精神醫學思潮的四本代表著作對於瘋狂與主體禁閉的批判，彰顯對於瘋癲的編碼、處置，甚至宣判。接著透過雅斯培的「詮釋精神醫學」（interpretive psychiatry）和葛茲的詮釋人類學強調的意義取向，開展對於思覺失調症與妄想徵候的認識。

第二章在思覺失調症患者功能光譜的討論中，透過臨床個案與古典精神病理案例的比較分析，詮釋精神妄想病徵的多變性，以及患者自身維續生存的調適機制。這種與妄想意念的相處模式需要某種不完全適切的現實感、病識感，與認知能力。這些在臨床診間容易判斷為「行為問題」或「活動力低，時常一人獨處」的消極態度，經由詮釋取向卻可以理解患者的精神症狀與自我處遇。

第三章藉由三本古典民族誌示範說明人類學對於疾病或不幸的文化概念化，接著試圖闡釋醫療人類學反對生物醫學的背景，強調生物醫療體系應重視患者身為受苦主體的自我敘說與社會創傷，進而對醫療人類學的兩項主張提出討論：一是臨床醫學的「診斷」成為一種對於患者的症狀體系，從身體功能到疾病處遇機制的一門詮釋學；二是臨床現實的疾病文化，意即將精神疾病納入患者自身文化社會脈絡下進行理解。

第四章提出以葛茲為核心概念的「臨床作為文化體系」論點，指涉精神病院中臨床工作團隊與患者一同共享疾病的臨床與社會認識，共同參與治療和照顧經驗，因此整體視為此一臨床文化體系下的參與主體。此一「臨床文化體系」的詮釋觀點，有別於精神病院社會學論述下，患者成為監控體系下的醫療客體，以及「疾病與文化」觀點下，患者作為自身文化主體的患病經驗與敘說，卻相對削弱西方醫學的病理學知識。

第五章藉由民族誌式的病院生活觀察，分析院區的意外事件與後續處置，顯露出機構的彈性運作以及僵化的病室規則，並且在各個醫療專業與臨床經驗下共同承擔起病房的照顧與管理。本章提出「臨床脆弱性」此一論點，藉以說明精神病院裡日常生活及其緊張性，其中包括醫療體制與臨床病院的人力配置與調度、不同臨床專業之間的職責張力、臨床人員與受照顧住民對於院區作息的不同優先性，以及住民彼此之間因病徵所導致的不滿或衝突。

第六章借用一則酗酒的北美原住民故事作為本書最終的主題案例，其中涉及醫療資源、道德、文化剝奪等背景，從而在文化多樣性的基礎上，提出「臨床多樣性」論點。此一「臨床多樣性」觀點說明了當代社會如何形塑精神疾患汙名的背景、事件和影響，並且試圖回答臨床民族誌觀點如何有別於人文臨床療癒的主張、社會學式對精神病院體制批判，以及在臨床醫學的診斷現場，如何彰顯患者主體性。

結論部分則彙整本書前述章節案例和觀點，重申人類學對於精神病院臨床文化的看法，進而說明精神醫學家的醫療人類學觀點，與人類學家的臨床民族誌論述，二者可能的不同立場。後半部則是回到拉岡的博士論文中艾梅個案的描述，這是就本書第二章受限於論述長度所做的補述，也是對於這個案例較為完整的交代。

奇幻地的內部覺察

在奇幻地。這本著作是一名詮釋人類學家以臨床心理師的身分，在精神病院工作的民族誌紀錄。對我來說——或許對所有人類學家都是如此——異文化的田野工作本身是一項帶有奇幻性質的調查經驗，不管是美拉尼西亞島嶼居民的經濟生活、非洲烏班吉流域的部落巫術、新幾內亞高地的死亡儀式，或是城市裡傳統市集的氣味、聚落裡祕密進行的鬥雞活動、林間的松茸採集族群，或是精神病院內的生活形態，都經由自身活動形塑了屬於各自的文化表現。但是，將精神病院視為一座奇幻地，並不存在任何異文化的浪漫想像；相反地，這一切都顯得過於具體，讓我目睹兩個世界聚集在一個封閉機構裡是多麼不可思議的事：病人在一種不具太多未來感的病院氣質中，努力尋找自己的生存方式時，在臨床表現看來，很可能被判斷為混亂症狀；或是臨床工作團隊在高壓環境下的從容態度，具備專業職責和敏感度的同時，卻在這種氣質氛圍中擠壓著個人情緒。一位在慢性精神病院裡工作的照服員向心理師表示，在夜晚回想起白天受盡住民的辱罵時，經常不自覺地落淚。她明白這不是病人討厭她，而是受到疾患的干擾，但她不知道在真實情緒上該如何適應——這種封閉困境令人想起卡夫卡在日記裡的一段敘述：「一切盡是幻想，家庭、辦公室、朋友、街道；一切皆是幻想，遠在天邊近在咫尺的女人。然而，最接近的真實就只能是這樣了，你正在用頭去撞一個沒有門窗的牢房的牆壁。」

我發現從民族誌紀錄裡學習到「軟性」描述（這種說法來自凱博文以及舍柏－休斯），與自身現實世界中的「異常表現」，或是文學創作裡的魔幻現實相處起來，我總是感到自在的。人類學論述裡沒有過於明確的人物針對性，總是遙遠幾乎不知何處的部落地理、不為人知的異地風俗習性、無法掌握的地方歷史，以及朦朧的時間感。人類學並不像政治科學帶有明確目的性的檢討，以及爭取改變的清楚說服力。它更像是一則長篇寓言，提供內容、傳遞寓意，帶領讀者離開化約式的世界觀。「事情並非如你想像的那般簡單。」葛茲曾經這麼說。某些具闡明主題目的（卻不高明）的民族誌紀錄，或許提供了若干不證自明的教育知識。至於「人類學觀點的知識要抵達何方？」這個回答內容泰半不會太明確深刻；這門學科的貢獻不在於統合收束不同觀點，而是讓彼此交錯認識之後各自發散出去，成為一種未定狀態。或者，換成葛茲的說法，「因為事情（在各自的文化脈絡下）便是如此發展。」[12] 最接近的真實恐怕就是這樣了。

我珍惜用這種人類學態度與精神病院裡思覺失調症患者相處的時光——特別是詮釋人

類學強調未定、複雜、非一致性協商的知識立場，對於精神病院的生活屬性來說，這種難以明確定義的混亂既是思覺失調症在病理學上的病徵，也是精神病院患者的思緒和行為表現，且二者時常因此導致了混亂的臨床現場。這麼說來，這門偏好錯雜處境的學科訓練可能再適當不過了。這或許是身為一位人類學家進行民族誌田野調查時特有的際遇，它透露出本質上的不確定性，意味著在常規之下擾動我們既有思緒的可能性，帶來內部覺察的契機。

內部覺察。本書的民族誌田野調查結束於開場白的「年終耶誕感恩聯歡晚會」。某種方式來說，這場晚會突顯了一位田野工作者在臨床場域裡的自我覺察，也開啟了這本書的寫作。本書的討論主題在這個階段擔負起一項較大研究規模的初步任務——或許可以暫時理解為「尚未抵達臨床醫療人類學之前的精神疾患收治認識論」——幫助讀者明白，當精神病院被視為一種臨床上的文化體系時，思覺失調症患者的收容生活以及他們的行為表現，將可以賦予不同於病徵診斷的詮釋。

在這個議題上，可以想見在未來的臨床場域裡，愈來愈多接受人類學訓練的臨床從業人員能夠提供疾病的文化醫療解釋與影響。這類人文醫療論述將有助於降低醫療霸權、減少醫病衝突和誤解，可以更有效地理解患者的困擾和需求。[13] 與此同時，具備臨床訓練的人類學民族誌調查，將提出有別於社會學對於精神病院體制的批判或是人文臨床心理學的主張，而是探究患者的病院生活與醫療處遇，藉以釐清疾病帶給現實生活的象徵秩序，從而開展醫療文化社會下的「患者與精神疾患共處的存有世界」。這種臨床文化的「精神疾患景觀」，展現精神疾患機構的醫療照顧職責之外，也含納精神疾病患者的存有處境：透過精神病理學下患者行為的內在意義和臨床文化詮釋，使我們對於精神疾病研究中獲得關於思覺失調症的病理處遇、病院收治、受苦主體及其疾病語言三者，各自指向生物醫學診斷、人類學理解，與人文醫療論述的綜合認識。

第一部分

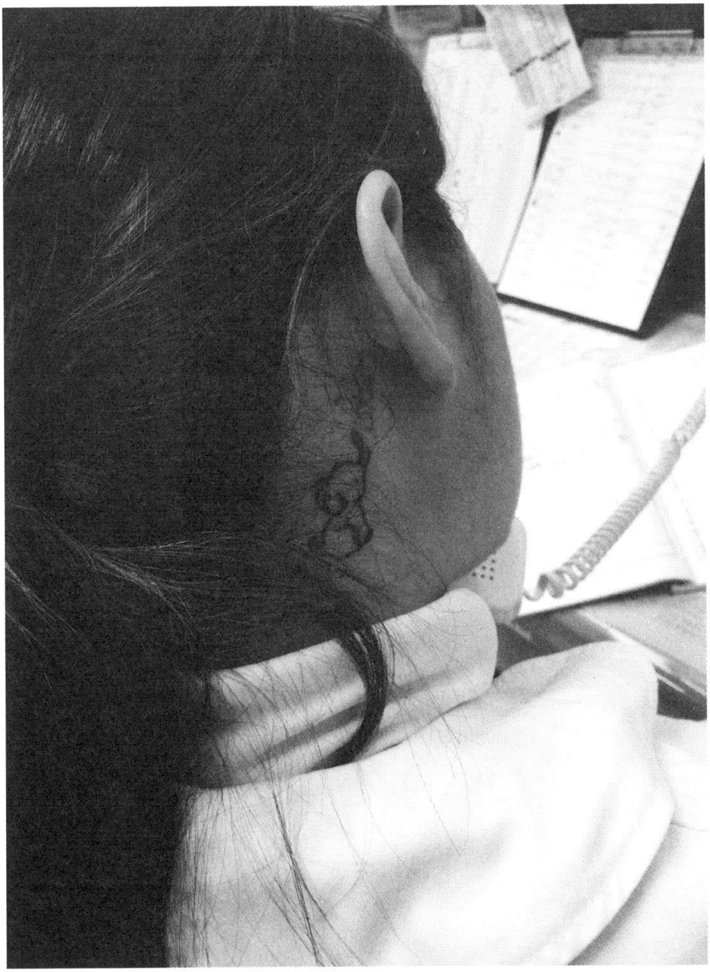

一位護理師在急性病房書寫病歷紀錄時接聽電話。在這位護理師耳後有一隻小飛象以及具有飛翔能力的神奇羽毛的圖案。(照片由作者提供)

一　瘋狂政治學：診斷與處遇

一個人在進入醫院後仍持續表現的症狀，還有他初期面對醫院時發展出其他症狀的傾向，就無法再被當成他表達不滿的方式。從病患的觀點來看，自己拒絕和醫院人員及病友們進行言語交換，已足以證明他拒絕接受機構對他的看法；但更高層的管理單位可能仍會把這種疏離的表現理解為症狀學的某個分類，並認為這恰恰證明了病患乃適得其所。

——厄文．高夫曼，《精神病院》（二〇一二〔一九六一〕）

十九世紀末德國精神科醫師克雷佩林將思覺失調病症視為「早發性痴呆」（dementia praecox），即失智症的一種早發形式，主張思覺失調病症是一種「神經生理缺陷導致情感和意識能力的極大弱化，因而造成人格內在統一性破壞殆盡，讓當事人失去了具備連貫性的體驗以及具有意義經驗的能力」。[1] 克雷佩林認為這是由於某種神經生理上的惡化或損害，所帶來「內在串連性和因果性的破壞」，使得患者生活整體失去了正常的連貫性、目標規畫和理性。因此，思覺失調症患者的心靈將逐漸弱化，最終導致自我瓦解。[2]

一九〇八年瑞士精神醫學家布魯勒以「精神分裂症」（schizophrenia）一詞——此一病名由希臘字「*schizein*」（分裂）與「*phren*」（精神、心靈）所組成——是歷史上首次以「schizophrenia」一詞來指稱這種特殊疾病。[1] 布魯勒在《早發性痴呆，又稱精神分裂症》（一九一一）一書中，主張思覺失調症患者的失序現象，反映出「思緒的正常層級組織和目標指向性的喪失」，並且認為這是因為「正常聯想的連續性思路因故中斷或鬆動」所致。[3] 布魯勒指出此一疾病會讓患者的「思緒、感情與外在世界的關係產生一種自成一格的獨特奇怪改變」，患者會經驗到各種不同的妄想和幻覺，表現出奇特的思想和語言；他也同時預示了思覺失調症的異質特徵、怪異難以理解的疾病徵候，與診斷標準的不確定性。[4]

克雷佩林和布魯勒二人分別提出了意識弱化或思緒斷裂的看法；不過，兩人對於思覺失調症患者「情感平板」的氣質有著相似的描述。與此同時，尚有榮格在一九〇七年出版的《早發性痴呆心理學》、佛洛伊德則是將思覺失調症視為嚴重退化至嬰兒期自體性愛（infantile auto-eroticism），[5] 儘管在當時英國神經學家傑克遜已經發現思覺失調症患者的「正性症狀」（但直到一九八〇年，正性和負性症狀才被一同納入思覺失調症的診斷準則），[6] 以及德國精神醫學家（後來斜槓成為教育哲學家）雅斯培的《精神病理學通論》

（一九一三）。[7][2]

再者，更早之前，有關瘋狂與理性的見解，可以追溯自古希臘時代（納西瑟斯或許是其中的佳例），以及從柏拉圖的「洞穴寓言」、亞里斯多德的「矛盾律」，乃至笛卡兒和康德的「我思」、啟蒙運動等對於理性的信仰。這種對於「瘋狂」的社會病理學看法，在一九六○年代「反精神醫學運動」之下，展現卓越的批判見解：四本同期著作——《瘋癲與文明》（一九六一）、《精神病院》（一九六一）、《分裂的自我》（一九六○），以及《精神疾病的神話》（一九六一），不約而同地對「瘋狂」這個主題提供了絕佳的古典批判論述。

總的來說，二十世紀前半葉對於思覺失調症的診斷和解釋始終莫衷一是，這是由於「類似的病徵現象也見於其他嚴重的心理和情緒障礙（例如躁鬱症、妄想症和各種器質性腦綜合症），導致人們很難確定某些本質特徵是思覺失調症所獨具」。[8] 美國國家心理健康研究

---

[1] 此處感謝楊添圍醫師的翻譯建議。根據原先希臘字根原意，schizophrenia 保留「精神分裂症」的最初翻譯；同時，文後布魯勒的著作 *Dementia Praecox, or the Group of Schizophrenias*，也維持為《早發性痴呆，又稱精神分裂症》的翻譯。又，早發性「痴呆」一詞表達了十九世紀末至二十世紀初的精神病診斷用語，在本書其餘各處指涉 dementia 時，則維持目前通用的「失智」一詞。

[2] 此處採用楊添圍醫師的建議翻譯為《精神病理學通論》，這是考量雅斯培「對於嚴重精神疾病的描述，多於精神官能症」之故。本書其餘內容指涉 psychopathology 之處，則維持「心理病理學」一詞。

院院長伊瑟爾甚至在《自然》期刊上表示：「經過一個世紀的思覺失調症研究，導致這種疾病的原因仍然未知。」[9]

本章在這個認識基礎上試圖回顧精神醫學對於精神疾患的診斷標準化過程和內容，特別針對美國精神醫學學會（American Psychiatric Association, APA）於二〇一三年出版第五版《精神疾病診斷與統計》（*Diagnostic and Statistical Manual of Mental Disorders*, 5th edition; DSM-5）後所開展的「精神醫學工業」以及心理病理學的新時代；接著回溯一九六〇年代「反精神醫學運動」觀點，尤其是針對精神疾患的診斷和安置等批判，最後則是著重在雅斯培《精神病理學通論》的討論。該著作開啟對思覺失調症和妄想徵候的理解詮釋，並且將精神醫學研究轉向對「意義」的討論。這種意義的關聯性涉及患者的主觀經驗，以及在患者的世界或創造物下具有意義的現象——此一病理學哲學或許間接（經由比雅斯培年長近二十歲的社會學家韋伯）影響了葛茲在詮釋人類學上的核心主張。

精神疾病的診斷標準化

思覺失調症指涉一種自我／思緒感覺失調的狀態，核心症狀包含妄想、幻覺、破碎的思考與語言、僵直或無組織的行為、情感平板、社交退縮等。[3] 美國《精神疾病診斷與統計》（文後以DSM統稱）第一版發表於一九五二年，原本是針對一九二〇年代美國醫學界要求「標準疾病命名準則」，並於一九三三年出版的標準版，因應時代需求所推出的整合版本。其時，隨著第二次世界大戰的軍事動員和戰爭的持續，軍方面臨愈來愈多的精神疾患案件，並且發現戰場士兵的精神徵候無法適用標準版的心理疾患加以診斷命名，官方的命名準則顯得捉襟見肘。為了對軍人戰鬥壓力的心理反應做出診斷，海軍和陸軍陸續自行修改命名來滿足其需求。[10]到了一九四八年，精神醫學命名的混亂程度幾乎回到二〇年代的景況。當時包括一九三三年的標準版、軍方修訂版，和退伍軍人協會的修改版，皆因機構和患者的屬性而被普遍使用，但卻沒有一個整合版本可以準確符合國際統計分類。最終，標準命名準則修訂版於一九五一年獲得美國精神醫學學會批准通過，翌年出版DSM-I。

DSM-II（一九六八）和DSM-III（一九八〇；修訂版DSM-III-R，一九八七）的修改則顯得「戲劇化」：第二版偏好心理動力論，診斷內容中呈現描述性或具理論基礎的精神分析學派用語，導致DSM-II出現許多行為反應的描述，而非定義式準則；有一說直指這種傾

[3] 二〇一四年衛生福利部「為去除精神病汙名形象，促進精神病人權益保障、充權及保護，並提供精神病人一個健康、公平的治療與照護環境」，正式發文公告「Schizophrenia」中文譯名由原先的「精神分裂症」更名為「思覺失調症」（衛部心字第1031761003號）。

向是受到前述一九六〇年代由社會學家高夫曼和精神醫學家薩茲領導的「反精神醫學運動」所影響。第三版則反倒放棄了探討精神疾患本質卻不具診斷有效性的心理動力論，改以當初克雷佩林觀點和生物學為基礎，採較具廣泛專業共識且客觀中立的描述作為診斷標準。[4] 第三版帶來最大的改變是定調了「診斷一致性」的標準化目標。[11] 按凱博文的說法：「精神醫學在一九八〇年代受到生物學解釋的熱情所吞沒。」[12] 也在這個時刻，哈佛大學醫學院和人類學系開展了對於生物精神醫學的跨文化比較批判；對此，凱博文提出了「疾病的解釋模型」（見本書第二章）。

DSM-IV（一九九四；修訂版DSM-IV-TR，二〇〇〇）則在診斷準則描述上更為簡潔，將精神醫學的診斷系統化為五個軸向，並且加入了不同族群社會和文化的考量。第四版與先前版本最大的不同是「所有納入或排除個別徵候群的決定及其操作定義的詳細措辭，皆盡可能基於對所有相關證據的審查，而不是基於專家的意見」，試圖讓診斷更具臨床上的意義。[13] DSM-5是目前最新的版本，於二〇一三年出版，其中修改了部分舊有的分類模式與診斷，援用「光譜」（spectrum）和向度（dimension）概念，試圖取消標籤化的診斷模式，同時採取「疾病流動」性質，以補充共病的可能性。

相較於前一版本，DSM-5給予了新的章節安排、新的心智疾患類別與新的診斷名稱：例如原先在DSM-IV中「精神分裂病及其他精神病性疾患」，在DSM-5改名為「精神分裂病譜系及其他精神病性疾患」（Schizophrenia Spectrum and Other Psychotic Disorders），其中診斷分項刪除DSM-IV版本中「共有型精神病性疾患」（Shared Psychotic Disorder），加入原先屬於人格疾患的「分裂病性人格疾患」（Schizotypal Personality Disorder），但更名為「分裂病性疾患」（Schizotypal Disorder），同時新增「緊張症」（Catatonia）分類，作為精神病性疾患、雙極性疾患、憂鬱性疾患，及其他醫學狀況診斷時之適用性。[5]

整體而言，《精神疾病診斷與統計》的影響力與日俱增，甚至成為「所有精神痛苦的權威醫學指南」。[14] 從疾病分類上來說，第一版列出一百零六種疾患（一百三十頁）到第三版兩百六十五種（四百九十四頁）、第四版兩百九十七種（八百八十六頁）；至二〇〇〇年為止，《精神疾病診斷與統計》賣出一百六十萬冊的銷售量，美國精神醫學學會從《精神疾病診斷與統計》發行量中「賺取超過一億美金」。[6] 此種精神醫學上的診斷標準對其與製藥工

---

[4] DSM-II在出版發行時，將同性戀視作予以診斷的精神疾患，一九七三年終於在許多科學證據下，於第六刷修改版將同性戀的診斷移除，但仍保留「同性戀自我異常」的診斷。直到一九八七年DSM-III-R修訂版才移除該診斷。至此，同性戀去病化歷程終於結束。兩版本之差異可參考Bayer and Spitzer 1985。

[5] 在本書出版之際，美國精神醫學學會剛剛出版了DSM-5-TR（文字修訂版，二〇二二），更新了疾患特徵、盛行率、病程、預後等內容。其中，增加了「延長哀傷障礙」（prolonged grief disorder）的新診斷，以及種族歧視對於精神疾患的影響。

[6] 第五版增加為九百四十七頁，但目前仍未有文獻列出障礙數。關於DSM的分類簡史有許多介紹的文章，包括國內譯

業之間的利益關係影響至大。[15] 以第五版為例，表面上《精神疾病診斷與統計》的改版放寬了診斷標準，但實質上卻「大量製造精神失常者」。[16] 例如精神科醫師同時開創哈佛大學醫療人類學的凱博文關於憂傷與道德的討論（一九八八），或是人類學家瑪汀在雙極性疾患研究中（二〇〇七），皆對於精神醫學診斷標準化提出評論。凱博文並於二〇一二年、DSM-5尚在討論階段之際，批判「哀悼期」的標準化診斷。該文強調，悼念與內部文化、性別、宗教，以及死者地位等皆有關聯，然而將「哀悼期」自DSM-III的一年縮短至DSM-IV定義的兩個月，只會讓製藥工業受益，並因此創造出更多的「病患」。[17] 甚至曾經擔任DSM-III的編輯也抨擊DSM-IV降低了特定疾病的閾值，造成原先被視為適當或正常情況的應對行為，在DSM-IV中成為一種病態，帶來「人類正常情緒的醫學化」。[18]

在更早之前，精神科醫師希利在〈新醫學世界〉（二〇〇六）文章中提出「行銷疾病」（marketing diseases）的相似論述。自DSM-III於一九八〇年改版的八〇年代中期，鎮定劑類藥物（tranquilizers）被認為具生理依賴性（physical dependence），而八〇年代後期新一代SSRI（Selective serotonin receptor inhibitors，譯為「選擇性血清素回收抑制劑」）因不具依賴性，而以抗憂鬱劑方式成為主流。[19] 這導致了一九九〇年代在英國和美國醫學界，原先用來克服恐慌的鎮定劑類藥物如樂平片（Valium）和安定文（Ativan），都改用了SSRI的百憂解（Prozac）、樂復得（Zoloft）或是百可舒（Paxil）。這至少「部分說明了並不是發現許多新的憂鬱症患者，而是他們其中有許多人是從焦慮症轉換過來的」。[20] 希利指出，這種現象同時反映在藥商的廣告上：在一九六〇至八〇年代，有關治療神經疾患的宣傳都是年輕或中年女性服用鎮靜劑表現出非常健康的宣傳形象，同時期憂鬱症的形象則通常是老年女性（偶爾幾位老年男性）。一九九〇年代，SSRI的藥商廣告中的女性明顯年輕化，到了九〇年代末期，這些女性往往只有二十多歲。[21] 希利寫道：

> 一九九六年世界衛生組織報告，憂鬱症成為世界上導致失能的第二大主因。對此，精神醫學家表示欣慰，因為這一學科如今成為醫學裡僅次於心臟病學的最重要科目。但是似乎沒有人懷疑這個社會究竟何以如此快速陷入沮喪。憂鬱症被吹捧為嚴重疾病，如果是其他嚴重疾病出現如此規模的類似流行，肯定會受到嚴重質疑，但憂鬱症似乎不然。[22]

在這套建構分類與診斷標準的邏輯下，醫療權力不僅決定個人的精神狀態、精神疾病診斷與分類，甚至包括相關臨床工作者、社會疾病現象的常態化、「瘋癲」的定義等，都被

著《精神疾病製造商》（Ferguson 2019[2017]: 76-8）；同時參見 Kawa and Giordano 2012、Johnstone and Lawrie 2010。

收編在這一個握有難以想像權力的精神醫學霸權之下。例如，蔡友月在〈真的有精神病嗎？一個跨文化、跨領域精神醫療研究取徑的定位與反省〉一文中，整理精神醫學朝向生物醫療化的發展，指出先前DSM-III賦予了精神疾患診斷分類的標準化定義，自此，「失序不再被當成一個連續的過程，正常與不正常之間是有明顯的區別」，「宣告了美國精神醫學邁向生物精神醫學（biopsychiatry）以及建立科學醫學地位的里程碑」。[23] 彭榮邦和翁士恆認為精神醫學面臨科學標準化、醫療保險的治療評估等諸多因素，使得DSM-III版本得以成為神經科學、大腦化學、藥物治療的「生物醫學典範」，取代了先前「以精神分析為主幹的心理社會觀點」，並且重新部署了精神疾患標準化診斷的相關醫療產業。[24] 兩位作者在另一文章則直指DSM-5使得「生活經驗（朝向）醫療化」，致使個體失去了「詮釋與照顧自我的權力位置」，因而在文中主張受苦經驗的倫理優先性，藉此形塑以人文臨床為基底的療癒方法論。[25] 上述兩項批判觀點——反對生物精神醫學霸權和強調自我照顧主體性——呼應了本書第三章凱博文關於醫療民族誌研究的訴求。

「瘋狂」的古典批判

就前述美國精神醫學學會於二〇一三年所制定的DSM-5診斷標準來說，典型思覺失調症症狀包含雜亂無章的思考、脫序的言語、僵直或緩慢無組織的動作、現實感的扭曲、不真實的知覺（幻聽、幻視等幻覺）、情緒平板或不適切的情緒表達、退縮至私我世界等。患者與他人以及真實世界脫節，退縮至充滿怪異信念或妄想以及幻覺世界，因而在思考、情緒與行為，乃至家庭、社會生活等全面受其影響，並及於家庭。換言之，生物醫學取向的精神疾患著重於患者知覺功能和情緒失調，預設這些失調反映出神經生物學性質的異常。[26] 然而，標準化的診斷準則卻是一項促進理性化的工具，幻覺、妄想、無組織語言、負性症狀、僵直或笨拙的動作等是其間的要件。一如前文蔡友月所言，精神醫學的標準化診斷奠定了「症狀分類」和「病名共識」的基礎，藉此提升其科學地位，並朝向實證傳統醫學路徑。[27]「瘋狂」交由精神醫學予以臨床化，建構起精神疾病的診斷準則，導致主體身分受到威脅甚至摧毀，從而建立起精神醫學與機構的全面監控化。

這正是傅柯在一九六一年《瘋癲與文明》博士論文中指陳，在中世紀之前的瘋癲「既是具威脅性又是受嘲弄的對象，既是塵世無理性暈狂，又是人們可憐的笑柄」。[28] 這種對瘋癲的嘲弄取代了死亡的肅穆，使得死亡的恐懼因為嘲弄而被沖淡，成為日常的平淡形式——「瘋癲就是已經到場的死亡」。[29] 自十七世紀設置的禁閉制度形塑了宗教救贖的道德戒律，堅信瘋癲者得以從邪惡世界中獲得拯救。到了十八世紀後半葉，瘋癲不是使人更加接近「原始墮落或是模糊的獸性」，而是異化為內在危機與恐懼，並且為精神重建帶來機構化的結果是一種特殊習俗的形成。[30]這種習俗不是為了避免罹患，而是將這種疾患排斥在某種「神聖距離之外」，遺棄因而被視為一種拯救，排斥則成為另類聖餐。[31]自此之後，「瘋狂」既是主體又是客體，即瘋癲成為禁閉權力獲得合法地位的象徵，同時又是這個權力所囚禁的對象。[32]

傅柯在一九七五年演講中延續此一觀點，強調精神醫學同時將「瘋狂」進行兩種編碼：一方面將瘋癲的混亂、錯誤和幻覺病理化，使之編碼為「疾病」，從而疾病分類與臨床徵狀增強了精神醫學具有保護公共衛生之責，也因此愈加成就了醫學知識；另一方面，又將瘋癲編碼為「危險」，使得瘋癲的表現成為潛在危險的攜帶者，於是愈加具備醫學知識的精神醫學又獲得了保護公共衛生的職權。[33]精神醫學在公共衛生與社會保護兩個內部領域內進行知識與權力的運轉，並且在這種雙重編碼下，獲得了此項成就：先是建立起一套對於瘋癲的分析，將危險以及「無理由的犯罪」可能性加諸在瘋癲的診斷上，然後提供得以運用懲罰權力的原因，也因而加深精神醫學權力的運用。在這層傅柯式理解之上，精神病院同時具有安置與放逐的雙重功能，且二者並不彼此違背。如此一來，瘋癲既是「凝視主體」又是「凝視對象」。此種「臨床凝視」（clinical gaze）透露了二者之間所涉及社會權力關係的操作與現代經驗，呼應了高夫曼的「全控機構」概念，即「病房體系」（ward system）所涉及的管理機制與患者道德主體的減損。[34]

高夫曼的《精神病院》以社會學之眼企圖呈現一個「被收容者主觀體驗的社會世界」：儀式性的身體汙染、剝奪自由和自主控制權、經驗性的屈辱、處罰、喪失安全感與尊嚴，以及伴隨而來的焦慮和壓力等。患者在這種受到貶低的處境裡，一方面發展出「自我敬重」的敘事模式，以作為醫院強加予己的精神病患身分的反抗（諸如書中例舉「我是因為神經系統出了毛病，才會出現恐懼症」，或是「我是誤打誤撞進來的，我的診斷其實是糖尿病。再過幾天我就可以離開」），使得患者在精神病院裡的社會角色，建立在這類「相互支撐的虛構故事上」。[35] 而另一方面，這種虛構故事也為自己帶來某種「獲釋的狂歡幻想」（意指患者列舉未來離開精神病院之後打算做些什麼事）。[36] 在這種荒誕不切實際（至少在臨床規範的現實考量下）又讓人不免感到揪心的願景中，患者透過幻想以支持一個美好的想像未來。然而，這一切的個人尊嚴都在病房規訓及病患同儕團體的社交規範下，不斷挑戰患者的自我敘事，迫使他「重新建構自己的故事」。[37] 病患最終接受醫院對其病識感的重塑並配合治療，同時「藉此要求得到機構人員的同情、特權和縱容」。[38]

連恩以為這種「生存現象學」（existential phenomenology），試圖將精神失常的人置於他與他的世界之中，才能理解他在自身世界的存在方式。連恩認為唯有把精神病患者視為一位自我行動者（self-acting agent），從他的經驗和意圖去理解他的行為，方可揭示精神醫學下被標誌為病患的欲望、恐懼、希望、絕望等經驗。[39] 連恩身為一位精神科醫師，以為「我們必須學會自我定向，作為一個人進入他人的世界，而不僅僅是把他人看作自己世界中（即自身的整體參照系統中）的對象」。[40] 因此，當一位患者說他是「一位不真實的人」，此一說法並非玩笑話或是妄想。相反地，患者想說的是，自己多年來的生活一直受到暴露自己和隱瞞自己的兩種欲望所撕裂。[41]

那些被我們稱為「孤僻型人格障礙症」的人（schizoid）[7]，在他人面前會覺得自己比我們暴露、比我們脆弱、比我們孤獨。正因為如此，思覺失調症患者會說，自己是玻璃做的，透明且脆弱，無力承受他人的注視。他人眼光會將其粉碎，使之貫穿。思覺失調症患者正是這樣體驗自身的。[42]

連恩指出，正因為這種極度脆弱，所謂「不真實的人」才會如此滿足於自我隱瞞。「哭喊出於高興，微笑意味著心酸，皺眉表示同意，喝采因為不快。」唯有如此表現，他才能證明活在當下的現實之中（因此患者說：「你看到的都不是我。」）。[43] 相反地，如果他沒有如此真實表現自我，那麼對他而言，存在只是一種象徵形式，一切都成為空虛（患者只能繼續偽裝），但如果他不再佯裝，便必須暴露自己如透明玻璃，並且忍受因為被看穿所帶來的脆弱。於是，患者說他自己已經死了。卡在這種進退維谷之間，他名副其實地死了。為了證明這個死亡狀態，他必須瘋癲，這是因為瘋癲宣告了關於正常的死亡。「思覺失調症患者（因此）是絕望的，是徹底絕望的。」[44]

相較於前面所介紹的傅柯、高夫曼、連恩等人，精神醫學家薩茲顯得激進許多：他主張「非自願性的精神住院治療是一種囚禁，而非醫療照顧，那些高壓精神科醫師扮演著法官與獄吏，而非治療者」。[45] 薩茲甚至主張精神疾患是一種人為製造、被創造出來的疾患：現代精神醫學以及依此判斷的精神醫學疾患（psychiatric diseases）並非交由病理學既有的方法所認定，而是創造了對於疾病的標準——但回想現今對於《精神疾病診斷與統計》的評論，這種「診斷標準的創造」更顯露先見之明。於是，疾病的判斷準則從既有對於身體結構可檢測的變化，增加了透過對其行為觀察而得來的身體功能變化。自此之後，「心智」（mental）便自「器質性」（organic）中被區分出來——在這種改變之下，當一個人抱怨著疼痛和麻痺但身體無礙，在舊標準下會被認為是健康的，如今卻被視為在「功能疾病」（functional illness）下正在受苦。[46] 因此，所謂的「精神疾患」不同於身體的器質性疾病，其表現「取決並且依

[7] Schizoid 原在DSM-IV中翻譯為「類分裂性人格疾患」，指涉一組有「精神分裂」傾向的人格特質，但有此人格特質者未必都會發展出思覺失調症（在DSM-IV版本為「精神分裂症」）；同時，思覺失調症患者也並非皆有此人格特質。因應DSM-5「精神分裂症」更名為「思覺失調症」的轉變，類分裂性人格疾患已改譯為「孤僻型人格障礙症」，指涉「一種廣泛的模式，疏離於社會關係及在人際場合侷限地表達感情」。

賴其發生時，社會和個人的教育程度、經濟、宗教、社會、政治等特徵」；連帶地，治療情境（therapeutic situations）也與其社會文化相關，而成為某種「社會行動」。[47]

整體來說，不管DSM改版所引起的科學化疑慮、傅柯或高夫曼批判的主體禁閉和再造，皆再現了「瘋狂政治學」論述，即思考「瘋狂」如何透過診斷被標準化，接著給予疾患分類，並且透過疾病編碼——或是依薩茲的概念，「創造」疾病的診斷標準——因而賦予囚禁權力，最終透過精神病院的管理機制加以制衡或處置。於是，在解構這種精神醫療診斷定義（傅柯）與管理體制（高夫曼）之後，患者主體經驗與敘說成為對抗精神醫療「標準化眼光與態度」的論述取向。[48] 這其中包括強調文化／語言主體、主體敘說、創傷、受苦等經驗，乃至個案所來自的文化規範（cultural norm）、種族膚色、族群習俗與禁忌，或是性別、刻板印象、偏見與歧視等調適因應，是如何在精神醫學職權的診斷標準化之下被宣告成為某種精神症狀，從而彰顯患者在醫療體系以及主流社會文化脈絡下的主體經驗。

甚至，藉由這類主體面對疾病治療經驗的觀察和陳述，我們也發現了主體所在的社會結構與經濟生活，其實決定了面對疾病的態度和處置方式。例如在印度的肺結核研究中發現，低收入家庭在現實生活中對於疾病的認識以及決定是否需要就醫，往往「取決於貧窮和收入不穩定等條件」，而不是基於疾病在醫療診斷上的判斷。因而受訪者會說：「我們窮人哪有錢去看醫生？時好時壞的身體病況本來就是生活的一部分。」[49] 研究指出，治療策略模式也導致了醫師面對患者時，只會配給或建議短期服用抗生素，是以往往無法診斷嚴重的疾病。因而，要理解在地民眾面臨疾病危險時所使用的藥物，必須將家戶現金流、疾病的承擔模式，以及藥品的可得性納入考量——這是一個國家與市場機制互動下的複雜生態系統。[50]

又或者這正是法默在秘魯和海地的肺結核研究中所發現的，當醫療工作團隊建議患者攝取營養食物、飲用乾淨的水，並且分開居住時——但這些患者正是處於飢餓、無法取得乾淨的水源，並且數人同住在一頂帳篷內的處境——患者會被指責「完全忽視醫師的建議並且數月期間到處趴趴走」。[51] 但事實上，患者對於醫囑的不遵從性（non-compliance）正解釋了醫療機構的失敗之處——錯誤的醫囑並不會造成貧窮或社會不平等，卻會導致肺結核的致病率。[52] 因而，法默強調「貧窮、社會不平等、經濟政策、戰爭、歧視，總是跟隨著種族、性別、階級而來」；不適當的醫療正促使了這些貧窮者必須面對的風險。[53]

卡爾．雅斯培的詮釋心理病理學

雅斯培與本章一開始介紹的克雷佩林和布魯勒被視為現代病理學的三大人物。但不同於前述二人，雅斯培的心理病理學著重在患者的主觀經驗和感受，且認為這些經驗和感受對於患者來說是一項具有意義關聯性的確信經驗。這種確信不是透過重複經驗而歸納獲得，也不是取決於它是否真實存在或在現實中確實發生，而更像是一種交由患者認定的「明確事實」（tangible facts），包括話語的內容、文化的要素、人們的行動、生活方式，或是表達姿態，使人們得以理解這種關聯性及其提供的客觀資料。[54]

透過這種心理病理學的認識論，我們才有能力理解精神疾病患者在經驗上的心理反應，理解關於「激情」的發展（這是日後拉岡的說法）、一個錯誤想法的萌生、妄想和夢的內容；理解到一位患者如何對待自己，以及這種自我理解模式如何成為患者內心發展的重要因素；理解關於建議的效果、自身脈絡中的異常人格或是某人生命中的內在必要性。因而，患者往往具備一種經驗上的察覺，顯示出他們具備「優秀細緻的理解力」：「迫害者總是狡猾而私密，暗示總是被隱藏起來，有些東西經過時被發現，表明了他們受到控制、談論或嘲笑。祕密的陰謀詭計占了龐大比例。患者被敵人的世界所包圍，在他們共同理解的世界中，他們不斷地汲取新的經驗」[55]——我們會在下一章以及〈結論〉的艾梅個案裡看見這些徵候。

這類精神疾病患者具有一種「激烈領悟」（drastic realization）的傾向，即他們可以對同一件事同時既喜愛又厭惡，而且二者既無法區辨其不同也不具相似性。[56]這種經驗「有時感受到是一種意義豐饒感和了無意義感的矛盾結合。在這種可以被稱為『反向顯現』

（anti-epiphany）的經驗中，熟悉事物會變成怪異，不熟悉事物會變成熟悉，讓當事人有一種『似曾相識』（*déjà vu*）和『從未見過』（*jamais vu*）的感覺——有時是在這兩種感覺中快速轉換，有時甚至同一時間感覺到兩者」。[57]

我們可以用「妄想」來說明上述這類經驗感受的轉變。雅斯培認為妄想的去現實化知覺（**derealization of perception**）是一種對自我意識的干擾，意味著「對現實的整體認識發生了轉變」，進而給出「儘管尚未定義卻具備的明顯特徵」：（一）具有異乎尋常的信念，並且有著具有無可比擬的主觀確定性；（二）對其他經驗和令人信服的反駁皆不為所動；（三）其內容不具可能性。[58] 而就臨床診斷上，DSM-5定義的「妄想」指涉「固定的信念，不會因為相互矛盾的證據從而改變」，其內容包括被害妄想（自己因故受到傷害或騷擾）、關係妄想（某種資訊或線索都是針對自己）、誇大妄想（自己具有特殊能力或財富聲名）、愛戀妄想（錯認他人愛著自己）、虛無妄想（堅信將有重大災難），和身體妄想（注重在身體和器官上的想法）等。儘管有時妄想和強烈信念之間很難清楚區分，但大體上取決於對「真實性的明確與合理的矛盾證據之深信程度」。[59]

我們可以看出這一百年來——自一九一三年出版《精神病理學通論》德文版原著至二〇一三年出版第五版《精神疾病診斷與統計》——對於「妄想」的認識始終維持著一種明確的抽象式理解：「強烈主觀信念且不因矛盾而改變。」雅斯培強調，如果我們想將這些單純的外在特徵納入妄想的心理本質之中，我們必須將經驗與對此經驗的評斷二者予以區分。也就是說，妄想內容呈現出一種固著的評斷，並且這種評斷純粹是依據個別情況而加以複製、提出爭議、給予模擬。[60] 然而，當我們愈是試圖深入了解這些妄想，便愈會發現無法欣賞這種陌生的經驗模式——妄想在很大程度上仍然令人費解、不真實，且超出我們的理解。

因此，當患者出現某些主要感覺和重要感受、情緒和意識時，妄想的作用與意義成為我們理解妄想經驗的途徑。一位女性患者對其丈夫說：「我不知道這是怎麼一回事，但我確定正在發生什麼。」患者感到不可思議，並且感到有些可疑。一切都有著新的意義。環境在某種程度上是不同的，感知本身並沒有改變，但是有一些變化使所有事物都充滿了微妙、普遍和奇怪的不確定性光線。患者無法解釋某種事情，一種不信任、不舒服、不可思議的緊張感侵襲了她。這種籠罩的妄想氛圍難以忍受，而患者則在其中遭受了極大痛苦，最後達成某些明確的想法就像擺脫了某種巨大負擔。患者會感覺自己好像對事物失去了控制力，感覺到極大的不確定性，這使得他們本能地驅使自己尋找可以堅持的固定點。

在這種妄想的現實經驗中，患者周遭的環境賦予了新的意義世界。這其中，患者的知覺不單是對感覺刺激的立即反應，而是同時存在著意義的感知，導致了患者所有的思考都是對意義的思考——這一點我們會在第三章有關「妄想的內在邏輯性」時再次說明。換言之，這種對意義做「直接且侵入式的知識領悟，本身便是一種妄想經驗」。[61] 因而，這種妄想經驗的「新意義世界」，使得思覺失調症比起任何其他心理病理現象來得更真實、更生動、更詳細地揭示了自己。患者透過自我覺省（self-reflection）的途徑來產生「自我作為一個人」的意識，並且在「自我意識」（awareness of self）上，具備以下四種不同於一般人的特徵。62

首先是思覺失調症患者對於自身活動帶有過度活躍的意識，有些患者會表現出對生存意識的改變。患者在去人格化（depersonalization）和去現實化中，會干擾正常的身體感官體驗，因而當他抱怨感覺受到壓抑時，便會出現對自身活動意識不足的現象或是改變自己的表現意識。結果是，當患者想到些什麼，會覺得別人已經想到了，並以某種方式將其強加予自身；此時，每當患者產生一種想法，他會覺得正在思考著的不是自己，而是某些外部因素。[8]這類患者會說：

> 我感到失去姓名、失去自己；我的目光像屍體一般僵固；我的思想變得模糊而籠統。

[8] 雅斯培指出，人格化意指「所有心理生活都涉及一種獨特而基本的活動。每一種心理表現，無論是知覺、身體感覺、記憶、思想、感覺，都具有『屬於我』的特殊面向，即具備『我』的品質（I-quality），這是一種『個人的擁有』、自身正在實行」。如果一位患者對於這些心理表現意識到「它們不是我的，是外來的、自動的、獨立的，是來自其他地方的，那麼我們稱這種現象為去人格化」（1963: 121）。

有時覺得自己什麼也不是，有時卻認為絕對如此；我在浮動之中；現在的我好像不是以前的我。我只是一台自動機，一具機器。感覺、說話、進餐、受苦、入睡的都不是我。我不再存在；我不存在，我已經死了；我覺得我什麼都不是。

第二種特徵是思覺失調症患者有時會過度覺察到自我意識。也就是說，患者在任何時刻都會持續意識到自己作為個體，進而分裂出「自己」和「被意識到的自己」兩個個體，這使得患者自我的基本統合經驗發生顯著的變化。當兩個心理事件鏈一起發展，患者分別存在兩個或雙重的真實體驗，每個都具備各自獨特的經驗和特定的感覺關聯，並且每個都完全不同於另一個——在第二章的古典案例裡，史瑞伯法官顯然具備這種症狀。這類患者感受到：

我無法真正描述發生了什麼。心靈與我統合在一起，並且剝奪了我的意識和我的思想自由。它以另一種自我統治著我，好像我有兩種心智一樣，其中一個棄用了它的身體，被推到角落，而另一個入侵者則不受控制。兩種心靈在同一個身體中戰鬥，我的心智依舊分裂。……我感到失敗與害怕，彷彿我的一個心智被絕望的荊棘刺穿，我自身的絕望，而另一個心智沉迷於嘲笑和詛咒反對此刻感到苦惱的自己。我的吶喊來自

> 雙方，我無法確定是歡愉還是憤怒盛行。

第三種特徵是有關自我身分的意識：在正常情況下，個體在任何時候都意識到自己是同一人，思覺失調症患者卻會隨著時間的流逝而改變對自身身分的自我意識。患者會講述他們精神疾患初發作（onset）之前的生活，並表示這並非他們自身，而是別人的生活。於是，患者認為：

> 當我講故事時，我知道現在的自我中只有一部分經歷過這一切。直到一九〇一年十二月二十三日，我都不能稱自己為我現在的自我。過去的自我現在看來似乎像是有個小矮人躲在我裡頭。這是一種不愉快的感覺；如果我以第一人稱來描述先前經驗，會打擾我的存在感。如果我使用圖像並回想起直到那時為止，小矮人一直統治著我，那我就可以做到，但是從那以後，他的身分就結束了。

最後，「自我意識」的第四個特徵是面對外在世界的關係。對於一般人來說，個體可以保有對於自身與外在世界的「清晰感」；但是思覺失調症患者卻會認同自己與外在世界物體的關係，同時受外部世界的所作所為影響而感到痛苦。

如果有人在旋轉，他們會說：「你為什麼在旋轉我？」或者當拍打地毯時，他們會說：「你為什麼毆打我？」一名思覺失調症患者說「我看到一個漩渦在我面前旋轉」，或者「我感到自己在狹窄空間中向外旋轉」。在致幻物質中毒期間，有一篇報導寫道：「我感受到狗的吠叫痛苦地觸碰了我的身體；那隻狗在吠叫裡，而我在痛苦中。」63

在精神疾患發作之初，這類患者會經歷一種不尋常的變化感；這種變化感會增強即將到來的瘋狂意識，而且這種意識是一項「真實的體驗」。64 一名短暫遭受精神病困擾的患者自述：「疾病本身並不可怕，最可怕的是當我從意識狀態變成混亂以及隨之而來的焦慮時刻。……這種疾病的怪異之處在於，受害人無法控制從健康到病態活動的過程。」我們通常會發現一些個體在疾病發作時的情況：分離出來的錯誤知覺、情感的顯著變化、不熟悉且無法控制的語言押韻狀態、不經意想到的詩句等。65

隨著思覺失調症病情的加深，患者會逐漸覺得自己失去了行動的主動權：「當我伸出手要拿梳子，是我的手自己伸出去，是我的手指自己拿起梳子，我無法控制它們……我看著它們移動。它們非常獨立，所做的事與我無關……我只是一個牽線木偶。當繩索牽動我的身體移動，我無法阻止。」患者因為失去了身為主體的自我意識和能力，因而經驗到一種

「全面的破碎感，失去一切凝聚感、獨立感，或在時間中保持連續性的感覺」。[66]

意義、經驗與詮釋

上述關於「自我意識」的特徵，無疑讓我們想起杜斯妥也夫斯基的多音複調小說《地下室手記》，書裡的主人翁表示「意識過於發達是一種不折不扣的疾病」（一八六四）。在《精神病理學通論》裡，雅斯培提及杜斯妥也夫斯基的癲癇預兆（epileptic auras），認為「個人在思覺失調症轉換過程所出現的新世界覺醒，通常伴隨著對自然世界的疏離。患者會覺得已經失去和事物的接觸，而因此感到疏遠和寂寞」。[67] 然而，杜斯妥也夫斯基所謂的「意識過於發達」，或許並非是朝向世界的疏離，而是向內對自我意識的激發狀態？「瘋狂是否可能並不是自覺意識的黯淡化而是白亮化，不是疏遠於理性而是疏遠於情感、本能和身體？」臨床心理學家薩斯如此提問。

意思是，瘋狂或許是自我理性覺醒的過度激發，而不是缺乏理性所致？因此前述患者可以分裂兩個自我，覺察到他的過去不再屬於此刻的自己，以及外在世界所發生的一切都與自己有著分離而糾纏的並存關係？又或者過去以來對於思覺失調症患者的行為和情感表現，往往被形容為「平板」、「膚淺」或「不適切」，但卻鮮少指出這種「不適切的情感」通常是一種很特別的情感：經常是連帶著大笑、傻笑、反諷性質的微笑、旁若無人的微笑或沾沾自喜的微笑。[68] 此一假設構築了薩斯在《瘋狂與現代性》中對於思覺失調症的立場。

在《瘋狂與現代性》一書中，薩斯指出「思覺失調症患者往往會選擇那些比一般更加抽象或寬泛的範疇或描述方式」：例如在接受衡鑑施測時，患者的典型反應不是把「橘子和香蕉」視為水果，而是視為「大自然的產物」；不是把「外套和禮服」視為衣服，而是視之為「可以讓人保持端莊的物件」；不是把「蒼蠅和樹」視為生物，而是視之為「占據空間的東西」；不是把「空氣和水」視為生命元素，而是視之為「分子密集狀態」；不是把和「桌子和椅子」視為傢俱，而是視之為「宇宙中的事物」。[69] 這類觀察呈現了思覺失調症患者的「過度抽象」（overabstractness）傾向，但這並不意味所有患者皆具有這般能力和傾向；若干程度上，這暗示著患者受前述思覺失調症徵候所干擾，以致改變了其經驗內容。[70] [9]

許多證據都不支持思覺失調症患者的思維方式缺乏抽象思考能力之說。有些患者甚至思緒聰穎而複雜並且具備創造性想像力；他們往往會相信自己「掌握了深刻的真理，對何謂永恆、世界、上帝和死亡之類的觀念得到了徹悟。這種狀態是他們病退後無法複製或描述」。[71] 薩斯以為：

> 這些回應的真正驚人和不可否認之處是它們的完全不落窠臼。（……）並且值得注意

的是，被認為可顯示思覺失調症患者「智力不足」的那些測驗結果往往和接受創意力測驗的高創意正常人的回答難以區分。我們也許可以把思覺失調心靈的主要特徵形容為不連貫、脫離實際關懷、聽任意識朝向沒有預期和意想不到的方向漂移，最後安頓在一種奇怪的取向中。重要的是，在一些認知測驗中，思覺失調症患者這種無所羈絆的表現可能帶來的優勢更勝正常人。

無論如何，他們都表現出一種不見於其他種類精神病患的「心理運作水準的驚人轉換」，這種在大相逕庭視角和取向之間的搖擺（有時還會擺盪在高度抽象和高度具體的反應方式之間），反映出的現象與其說是「不一致」，不如說是「異質結合體」，因為每個羅夏克反應看來是生存在不同的思維世界裡。72

有關這類「心理運作與轉換」的現象，連恩在《分裂的自我》中記載一位病患說道：

[9] 在我的田野裡，觀察和搜集這類卓越的資訊具有相當難度，這是因為思覺失調症患者送至急性病房之後，通常需要等一至二週的時間，待病徵穩定控制後方可進行晤談治療和衡鑑施測。因此就我的經驗來說，這類「過度抽象」的回應並不多見：若干具抽象能力的病人對於「桌子和椅子的相似處」可以回答出一般人會有的「正確」反應，但也有許多病人僅表達：「桌子是桌子，椅子是椅子。」這類病人對於「眼睛和耳朵的相似處」則會回應「一個是用來看的，一個是用來聽的」。

「我們思覺失調症患者喜歡一開始說一堆有的沒的，然後再在話語裡混入一些重要的事情，看看醫生是不是夠細心，可以把它們察覺出來。」[73] 連恩以為思覺失調症患者說話有一大部分也許「純屬毫無內容和擾亂視聽的冗長廢話，目的是把危險人物拒於門外，讓別人覺得無聊而徒勞無功」。如此一來，思覺失調症患者透過這種方式「把自己和醫生都變成了笨蛋」，因而患者正在扮演「瘋狂」，以便於「避免去承擔對事物的連貫性或意圖所可能招致責任的可能代價」。[74] 當然，我們也不應輕易過度概括連恩這種「思覺失調症患者的瘋言瘋語是蓄意為之」的論點。病人之所以說話難懂，有時是因為對社會環境完全漠不關心或不在乎自己是不是被人了解，或是以一種反諷方式看待世界的傾向，又或者只是不想直接面對一些會讓他們感到難過的現實。[75]

前述這種「具意義關聯性」的心理學是一種關於「理解他人的理解」——事實上這種有關意義經驗與詮釋涉及了詮釋學方法論——並且認為所有客觀資料經常是不完整的，因而雅斯培以為對於任何特殊且真實事件的理解總是或多或少帶有詮釋（interpretation）。[76] 雅斯培隨後提及了理解的詮釋學循環。[77] 無疑地，二十世紀早期歐洲的心理病理學理論呈現若干當代人類學面對異文化他者的理解處境，並且與詮釋人類學強調「詮釋循環」作為「理解文化整體的意義結構，以及特定文化行動的象徵形式之重要路徑」不謀而合：透過往返於「經由部分來領悟真實的全體」，以及「經由全體的掌握所突顯的部分」二者之間，以一種持續循環的理解練習，藉以彼此補充與辨明。[78] 對當時一九七〇年代（即將邁入五十歲）的葛茲來說，詮釋人類學是一項關於人類學知識生產的詮釋學訓練，作為分析意義時的核心理解[79]——在《文化的詮釋》一書中，葛茲開宗明義強調文化正如一張意義之網，因此文化的分析「不是尋求規律的實驗科學，而是一門探求意義的解釋科學」，藉此理解人們在他們各自文化之下的行為意義。[80]

薩斯在雅斯培和葛茲的基礎上進一步主張：「我們需要的是一種可以闡明思覺失調症共同特徵但卻不掩埋它們的多樣性的詮釋。這種詮釋在了解思覺失調症患者時不會低估他們的詭異或他們內心世界的激烈矛盾」，因而著重於思覺失調症病理徵候的「經驗樣態」，考量這些病理徵候「令人眼花撩亂的異質性」（the daunting heterogeneity）。[81] 薩斯的理解取向顯然回應了葛茲的詮釋人類學觀點：「我們需要的不只是在地知識，我們更需要一種方式，可藉以將各式各樣的在地知識轉變為它們彼此間的相互評註——由一種在地知識的啟明，來照亮另一種在地知識所隱翳掉的部分。」[82] 這是人文醫療研究與精神醫學雙方知識的合作方式：以精神病院作為田野調查場域，透過臨床民族誌調查與精神醫學相互評述彼此的觀點，藉由二者共同形塑「精神病院的地方知識」，理解特殊生活經驗社群的內在思維邏輯，並且對於複雜、充滿異質不確定的處境給予分析與詮釋。[83] 後續我們會在第六章〈臨床多樣性：醫療與受苦主體〉中，聚焦討論臨床場域的人文關懷，此一研究取徑仰賴於精神醫學與人文醫療二者知識體系相互認識與評註，避免用一方的知識體系覆蓋、排擠，或是爭取原先另一方既有的詮釋權。

二　功能光譜：臨床個案與古典案例的對照分析

> 急性精神病患者總帶著易變的病識感（insight）。（……）有時在過程開始時，會發現患者表現出強烈的病識感，包括對自身妄想的糾正，或是對聲音的正確評估等這些視為康復和良性精神狀態。但是這種見解是短暫的。我們有時會在幾個小時或幾天內觀察到患者的病識感來來去去。有時，思覺失調症患者會出現清晰的意識，但隨後會說：「有一陣子我又再次意識到自己被打擾了」，或者「突然間我很清楚整件事情都不具任何意義」。因此，瞬間出現的病識感比起大多數口頭表達的內容都要來得意義深遠。
>
> ——卡爾・雅斯培，《精神病理學通論》（一九六三〔一九一三〕）

一般來說，臨床醫療場域所說的「功能」指的是一個人的認知、自我概念、自我照顧、情緒表達、環境適應、社會互動技巧、基本常識等各項能力的綜合表現。因此，臨床工作團隊在面對一名精神疾病患者時，除了藉由晤談了解必要的個人和家族病史以及其他如序言中提及的病歷資訊，衡鑑評量項目和施測工具的選擇往往是另一個重點。病患的功能表現可以協助在認知神經科學上對於個案的注意力、記憶、語言、動作等項目提出解釋，進而提供合適的醫療照護策略，包括認知復健治療或是職能治療訓練等，期望患者能夠具備或恢復日常生活的功能。例如，一位新進病患在入住急性病房期間左腳不良於行，步態不穩，病歷上雖無相關病史記載，但醫療團隊仍決定安排院外就醫進行腦部電腦斷層掃描（Computed Tomography, CT），結果發現病患右側顱內出血（Intracranial Hemorrhage, ICH），有中風的可能性。這些都是生物醫學及認知神經科學在病理學、生物科技、藥理學等帶給人類福祉的巨大貢獻。

在臨床上，一個人的「功能」時常與他的智力表現呈正相關，並且與精神症狀表現呈負相關；意思是該個案認知、語言、記憶及執行功能愈高，他的智力表現也愈高，愈能維持穩定的工作表現，同時受到精神症狀干擾的程度應較為緩和。當然，我們明白這種說法若干簡化了因果邏輯，也過度放大「功能」的有效射程，導致了社會上「高智商意味著高成就」的誤解。事實上，在第一章有關思覺失調症的古典認識裡，我們發現患者的思緒和理解樣態，或是混亂行為和妄想徵候的多變性，在過去半個世紀裡仍舊持續挑戰臨床診斷的認識。一位擁有圍棋段位的院區住民，智力測驗結果卻接近缺陷程度，這使得我們必須檢討優秀的棋藝能力與智力正相關的充要條件、住民受測時的生理心理狀態和答題動機，乃至臨床人員是否依據標準化作業進行施測。

因此，臨床評估不僅是一項認知神經科學事業，也涉及社會科學與行為科學概念化的分析與詮釋。認知神經科學及衡鑑評量結果，經由相關計算轉化為常數，提供了某個時間範圍內病患能力的相對精確落點，同時我們也需要社會科學對於病院住民長期生活表現的觀察與推論。於是，本章藉由「功能光譜」的概念，反映精神疾患在臨床評估上經常面臨患者病徵不確定，或是在現實臨床處境上表現出並不持續一致的情境。

這種不確定的病徵表現或許類似下面這則猜測女士年齡謎題（但這確實太失禮了），僅就自身部分資訊的陳述，但透過敘說彼此原先不明處境的協作方式得知答案。這其中的推論方式確實相似於拉岡的「三個白盤兩個黑盤」的排除式覺察，參與者在未見之處獲得最終肯定——或許，病院裡的住民本質上正是在抗拒沙特這種「每個人都在別人目光下苟活」的宿命論。[1]

兩位男士無禮地詢問一位女士的年齡，該女士列出以下十一種可能答案。

三十五、三十六、三十八、四十二、四十五、四十六、五十一、五十五、五十七、六十一、六十二接著該女士將她年齡的十位數告訴其中一位男士A，並將她年齡的個位數告訴另一位男士B。

A男士說：「我不知道這位女士的年齡，但B男士應該也不知道。」

B男士說：「我原本也不知道這位女士的年齡，但現在我知道了。」

A男士則是回應：「如果是這樣的話，那現在我也知道了。」

但「年齡謎題」與「黑白盤」二者最大不同處，在於兩位男士各自擁有對方所不知情的自身資訊，拉岡案例裡的三位獄囚則是各自擁有對方的訊息。在此一命題下，年齡謎題奠基在肯定未知的處境下，並以「敘說」方式（相較於「三個白盤兩個黑盤」的察覺）提供了對彼此的了解乃至謎題的解答。某種程度上，這或許呼應接下來第三章醫療人類學的敘說主張，並且同時增強了臨床工作者除了行為觀察之外，對於掌握晤談的重要性：B男士的知悉奠定在信任A男士說出自身的不明狀態，並且因為B男士處境變化的說明，得以讓A男士獲得解答。為此，在兩人達成共同理解的前提下，我們才有能力知悉該女士的年齡。[1]比起獄囚案例裡自身主體的確認來自於集體的猶疑不確定——「我是他人的他人」——年齡謎題的情境恐怕更貼近精神疾患的臨床診斷處境。透過對方的主體經驗，也就是對整體處境感到模糊未明的狀況，在自身專業下做出判斷，並邀請對方共同抵達設定的目標。

本章也試圖透過「功能光譜」概念的討論，說明思覺失調症在臨床定義上的困難，並在後續的小節中依序說明患者功能的異質性，以及克服進而與妄想意識相處的方式。其中，三種類型的功能光譜分別成為本章小節的標題：患者病識感、現實感和認知功能的不確定性；患者混亂感受的多變性；患者所處的環境因素以及主體經驗所導致對於自身生存能力的變通與限制。這三種類型都分別或共同挑戰了臨床診斷與醫病關係，我們也可以從中看見臨床個案在面對自身內部的精神疾患處境或是外部的住院安排下，發展出「以自己方式活下去」的方法——其中有的個案呼應了古典案例，有些則展現了不同於古典精神病理案例的彈性機轉，增加了精神分析論述之餘的可能發展。

[1] 當B男士同意A男士說「B男士應該也不知道」時，此時該女士的年齡十位數排除了三和五，因為三十八和五十七的個位數字八和七僅出現一次。換言之，如果B男士被告知的個位數恰巧是只出現一次的八和七的話，那B男士便有可能知道該女士的年齡了；因此B男士從A男士第一句話推理出十位數必定為四或六（只剩四十二、四十五、四十六、六十一、六十二）。又B男士表示「現在我知道了」時，重複的個位數二被排除（四十五、四十六、六十一）。此時如果該女士告訴A男士的十位數是四的話，那麼個位數還有五和六兩種可能（只剩四十五、四十六），那麼A男士並無法確定個位數是哪一個。因此，當A男士表示「現在我也知道了」，只剩下「六十一歲」為唯一可能。

病識感、現實感和認知功能的不確定性

第一種功能光譜指涉了臨床診斷對於患者病識感與認知功能的評估。一方面，病識感的界定可能牽涉個案的精神狀態與認知功能，或是因病患的長期住院經驗，認為特定藥物的副作用會帶來不適而不願配合服藥，挑戰醫護人員的臨床處遇。這類病人表面上看來欠缺病識感，視自己周遭盡是精神病患者，例如一位精神病患晤談時向心理師埋怨，在自己復健肩胛骨期間，病房裡每位病友都故意來撞她的肩膀。心理師詢問：「你覺得他們為什麼要故意撞你的肩膀？」病患毫不思索地回答：「我怎麼知道？他們是神經病啊。」有時住民則會利用自己生病的身分作為推託的說辭：一位住民時常傳達錯誤的醫師訊息，導致臨床團隊需要反覆向醫師確認，或是造成病房裡人際問題時，受到主責護理師的埋怨而惱怒，院區主任（精神科醫師）對她說：「你誤解我（指醫師本人）這麼多次我都沒有發脾氣，別人誤會你一次你就大發脾氣。」醫師試圖示範說明一個人受到誤解時大可不用那般生氣，但住民旋即回應：「因為我是病人啊！」

另一方面，病識感也涉及文化信仰的詮釋體系、社會汙名、人生成就等因素，進而導致患者否認自己的病理徵候：例如，林美伶等作者的文章強調精神病患者受到社會文化中對於精神疾病負面印象的影響，而「質疑自己罹病事實，否認疾病的角色」，拒絕將自己與

「思覺失調症」病名劃上等號。[2] 然而就精神醫學的角度，則會認為病患「否認疾病、不認同症狀、治療不合作」，而在診斷上將其界定為病識感缺乏——前一章開頭高夫曼的引文已說明此點。因此，該研究建議需正視病患「潛在的複雜烙印經驗對病識感的影響」。又如林淑蓉透過三名思覺失調症患者的自我敘說，由他們的身體感官知覺探討其思想與情感經驗，企圖建構患者對於自我的理解與想像。該論文發現病患的敘說內容「從家庭與社會關係的脈絡延伸到主體與宇宙世界之關係的範疇」，並且彰顯「台灣社會的『道德秩序』，並以因果關係來合理化個人的受苦歷程」。[3]

除此之外，李舒中的病識感研究則提供了醫病關係中協商與溝通的衝突案例，突顯資淺卻賦予知識權威的女性醫師與強勢且能言善道的資深男性病患二者之間的窘境。[4] 病人作為「經驗主體的患病詮釋」，與臨床診斷中將病患視為「需要接受治療的客體」，二者之間關於患者精神症狀干擾的診斷——諸如現實感與病識感的給定——可能的矛盾與不一致想而易見。然而，這種「臨床困局」有時卻來自於患者對妄想內容與幻覺現象的「確定性」（certainty），從而呼應了第一章中雅斯培指出患者帶有「明確事實的主觀信念」，並且比精神醫學對「現實感」的衡鑑診斷更能強化精神疾病患者的感受。[5]

整體來說，患者這種藉由欺負新進醫護人員來強調自己豐富「臨床經驗」的病房表現，某種意義上當然改變了病患在全控機構下受到控制管理的主體地位，但在臨床人員的交接班過程中，重點卻是患者行為背後的心理動力（同時，我們不能否認這種討論方向與主體性完全無關）。除此之外，臨床團隊在晨會討論中，對於疑似患者明顯干擾徵狀所導致的怪異行為，最直接的方式便是透過生理上的血液檢查，以檢測藥物濃度來作為判斷患者是否藏藥的首要依據。

又或者反過來說，長期住院患者可能也明白不配合病房作息所導致的後果，因而刻意配合或揣摩醫護人員的期待，以爭取額外的病房福利（如外出購物或返鄉探親等）。這麼說來，患者的病房表現——無論是挑戰（展現主體患病經驗或是徵狀干擾下的行為異常）或是順從（具病識感的主動配合或是揣摩治療期待以獲取福利）——時常需要依賴臨床脈絡下的專業觀察加以做出判斷。因此，精神病院固然存在著傅柯、高夫曼、連恩、薩茲筆下對於權力機構的批判面向，「醫病關係」卻無疑涉及權力與機構化。一如第一章提及高夫曼在《精神病院》直指這種醫病關係的強勢手段便是拆穿患者住院的合理化說法，讓患者獲得病識感（至少是患者願意配合接受的病識感），使其配合院方治療目標。[6] 然而，患者的主體經驗充滿複雜異質，難以抽離成為單一的社會學命題，而是伴隨著醫療團隊的臨床經驗與患者生理病理的篩檢機制相互驗證。

同樣地，「治療合作」通常不會指向常態關係的期許，更普遍的情況是一種持續動態的互動關係：病患提出換藥遭到拒絕後，可能不會強勢堅持，而是選擇妥協碎語離去；有時病患會主動遠離臨床人員，但是在下一刻看見其他病患靠近臨床人員攀談時，又會若無其事趨前佯裝路過；有時病患則是會笑而不語，閃避進一步的對談。最後這種情況往往讓我難以接近患者，因而無從確認這種「高明的笑容」究竟是表達了下面引文中這類「思考廣播」或是害怕「思想插入」妄想；還是病情穩定，甚至是第一章連恩表達「不真實的人」的那般暴露且脆弱？致使患者僅表示「謝謝關心，一切都非常好」，透過這種過度謙恭有禮的態度與治療師保持距離：

> 思覺失調症患者經常以為全世界都知道他們的思想，因此患者會以這種方式回答所有問題：「你為什麼要問我，你已經知道了啊！」患者注意到自己一旦有了想法便已經被別人知悉，他們會有暴露於所有人面前的感覺，因而以一種「消極思考和思想退縮的方式」作為應對：「我相信我再也無法隱藏任何東西。在過去的幾年中，我經歷了這種情況。我所有的想法都被猜到了。我意識到我再也無法保持自己的想法了。」[7]

另一種極端的例子則是患者有時會以奚落挖苦、嘲弄反諷的話語回應治療師的關心。薩斯表示，精神醫學面對患者這種站在高處觀察和取笑態度，會將其視為思覺失調症的派生性或邊緣性特徵，有時則會歸因於「一個正常性孤島的倖存」（the survival of an island of normality），意指病人的世界雖然全面崩潰，但他原有的「觀察者自我」（observing ego）卻有一小部分不知何故保存了下來，變成了冷眼旁觀者。[8] 薩斯認為上述這種「空洞的微笑」（empty smile），甚至這些挖苦和咆哮的口吻，不能視為患者拒絕治療師靠近自己，而更接近患者向治療師表達「通過考驗才能獲得我的信任」的試探性意圖。[9][2]

在我進行研究的精神醫療機構中，有一名五十多歲的女性病人，她在院區進行消防演練時不願與其他病人一起排隊疏散，並且以雙手背在身後的方式拒絕工作人員的帶領。當心理師邀請她進入疏散隊伍被拒並進而關心其情緒時，這位病人大聲謾罵：「你是心理師？我看你對我一點也不了解，你有什麼資格當心理師？」但隨即回頭卻是滿臉燦爛笑容：「恭喜你啊心理師。」但當心理師想要進一步晤談時，這位病人又顯得不悅並大聲責備：「你想了解我？我看你知道得愈少愈好。你了解我幹嘛？你是想要加薪嗎？」同時一邊閃躲並慢慢移動到疏散隊伍的行列中。待消防演練結束後，這位病人在院區內再度遇到心理師，這時她又笑容滿面表示：「對不起呀心理師，我剛剛是想試探你。（為什麼要這樣做呢？）我想要知道你忍耐的限度到哪裡。（那我有通過嗎？）有。」翌日心理師再度詢問該病人「試探」一事，病人回應：「你是心理師啊，所以要演得像一點。人的忍耐是有限度的，我想要知道你對生氣的忍耐可以到什麼程度。」病人在看似詭異的「排斥拒絕／惱怒咆哮／滿臉笑容」三種情緒態度的轉換過程中，卻可以針對心理師的邀請或問題做出回應，可見其精神症狀不至於過於混亂。

這似乎重演了在第一章裡提到的克雷佩林的一段生動紀錄。克雷佩林詢問一名患者姓名，患者暴怒回答，「『你別想耍弄我。你也別想變聰明！你是個亂來的傢伙，我從沒有見過像你這樣亂來的傢伙。他又開始了嗎？你什麼也不懂，一點也不懂。他完全不懂。你願意照我的話做嗎？他不想，他不想做。你還想亂來？你還要亂來？（……）』患者不停地叫罵，直到語不成聲。」[10] 連恩在《分裂的自我》裡指出，思覺失調症患者比一般人「感到更為脆弱，更不堪審視，不堪暴露」，為了避免自己的焦慮被證實，患者有時變得冷漠，或是將周遭這一切的情感予以「去人格化或客體化」（depersonalizes or objectifies）。[11] 而這正呼應了克雷佩林所謂的「不可接近性」（inaccessibility）：「患者明白一切問題，卻沒有提供任何有用的資訊。」[12] 連恩認為，患者極端怨恨在群體面前接受審訊形式般的詢問，「顯然，他正在導演一場對話，一方是他模仿的克雷佩林，另一方則是他那反叛的自我。」[13]

那位在消防演練中拒絕進入疏散隊伍的女性住民亦是如此。她害怕被拒絕，所以用語言激怒心理師，使其離開，從而避開被拒絕的可能：這位病人排斥在全體病患面前被引導入列排隊，將其視為一種羞辱（一旦接受入列，那麼我就與這群退化的精神病人無異），同

[2] 文後第二小節裡，我們可以看見史瑞伯法官同時具備既彬彬有禮又咆哮的臨床表現。

時她也擔心，把自視不同於病院裡其他精神病患的期許告訴心理師會遭到拒絕，因而受到傷害。於是，病人先是挑戰心理師的專業（我看你對我一點也不了解，你有什麼資格當心理師？），接著莫名地滿臉笑容承認眼前這位心理師的專業職權（恭喜你啊心理師）。然而，病人也明白自己仍有可能遭到羞辱而惱怒，所以先行拒絕心理師的關心（你了解我幹嘛？你是想要加薪嗎？），藉以考驗心理師是否值得自己將想法告知、是否會視自己的想法為無稽之談，以及是否會因自己的情緒反應而遺棄自己（我剛剛是想試探你。我想要知道你忍耐的限度到哪裡）。四段話語分別指涉這位住民「通過考驗方能獲得我的信任」的抵抗形式，其中包括兩項議題和四個步驟：否定—認可、懷疑—接受。

更重要的是，上述這位住民拒絕排隊入列的案例，說明了呼籲治療合作關係或是涉及醫病配合度（或者不配合度）的協商考量，以及臨床上思覺失調症患者的病識感與認知能力二者常見的不一致，也示範了有別於病理診斷標準的分析。以下此名研究個案的晤談內容說明了界定病識感、現實感與認知能力的臨床考量：

病歷資料：個案為四十八歲未婚男性，體型較為瘦小（一百五十六公分，四十九點五公斤）。出生發展史正常，國小畢，學業成績差。初發病為二十二歲，當時出現自言自語騎車四處遊蕩、被害妄想，家人以民俗療法治療但效果有限。於二十四歲時至精神科門診治療，但多次自行停藥且服藥不規則。二十五歲起陸續至多家醫院住院治療共五次。三十歲時因外婆年邁乏力照顧入本院長期收治。期間症狀有誇大、宗教妄想、夜眠差、暴力、口語威脅自殺、欲攻擊鄰居。近日因院區封棟，導致個案不滿多抱怨。醫師診視後轉急性病房治療。入室以來精神活動力可，情緒平穩，多一人獨坐大廳椅子上或蹲於走道上。與其會談時眼神可接觸。個案主動向護理師要求調整伙食，詢其原因，個案神情平淡訴：「因為我吃肉會覺得身體怪怪的。吃肉的話頭會暈啊。要改全素。」住院期間表示「時間太多，會胡思亂想」，並澄清「以前有聽到聲音（係指幻聽），現在沒有了。但是醫生不相信，一直說我有（聽到聲音）。乾脆隨便你們，你們說有就有，不然藥物會愈加愈重」。

個案在晤談期間態度配合，情緒平穩、能切題表達且無不尋常話語或行為。個案表示母親二十一歲結婚生下個案後，父親離開（個案從未見過父親），交由母親的母親撫養。母親再嫁，陸續有二弟四妹，二十七歲時難產過世。自陳因舅公（外婆的弟弟）的兒子（舅舅）失戀而患有精神疾病，「嫁禍給個案」，個案氣不過拿刀向牆壁揮砍，舅舅報警。「我只是拿菜刀揮空、砍牆壁，我沒有想要砍人。」此次慢性病房內多人感冒，而採取「封棟」禁止住民外出，個案因難耐酷暑，主動向醫師表示自己情緒不穩，自願進入具備冷氣空調的急性病房。此外，個案知道監護人（外婆）多年前過世後，在法律上已可自行辦理出院。但個案自評現在出院並無謀生能力，且目前領取的救濟金額無法同時負擔房屋租賃與生活基本開銷，倘若等到六十五歲再辦理出院，將可領取較多社會補助。

這種規畫能力需要具備的認知能力甚至比一般「正常人」更具現實感。此處的「現實感」涉及以下三點。（一）學習與問題解決能力：個案因過去經驗得知急性病房有整日常開之冷氣空調，且急性病房生活作息管控雖然甚為嚴格，但比起在炎熱的天氣下遭到封棟禁止外出，急性病房的嚴格相較之下還算可以忍受；（二）病識感（自我覺察能力）：個案主動向醫師表示情緒不穩，且依據過去經驗，個案知道「情緒欠穩」可作為轉介急性病房的判定基準；以及（三）對現實處境的評估：個案知道法律上可自行辦理出院但目前欠缺謀生能力，且未來可領到的補助金會比此刻出院更多。個案能覺察並評估當下的處境、分析可能面對的困難及可運用的資源，在比較不同方案的優劣和自己需付出的成本後，主動提出最有利自己生存的解決之道，顯示個案具備部分高層次的認知功能。

然而個案在衡鑑表現上卻顯示注意力不佳，並且魏氏全量表的智商百分等級為1（PR=1），說明個案認知功能呈現嚴重缺損。衡鑑評量結果與個案學習評估能力二者間的矛盾，一方面暗示所謂的「認知能力」尚需釐清強弱項內容，特別是個案所具備的複雜能力正是衡鑑過程中無法測得的部分；另一方面則又透露了個案在長期住院的情況下可能逐漸喪失一般性的認知能力，卻仍保留了一部分在發病前已具備的高層次認知功能，使得個案能從住院的生活經驗當中學習，並發展出解決問題的策略。這名個案晤談話語透露一位「認知功能不佳」的長期住院患者，尚能發展出符合醫護人員期待的應對模式（是否可以依此評判具「病識感」呢？），可見標準化的認知能力數據顯然並非是恆常均質的衡鑑指標，我們也往往無法光靠一般性數據提供個案認知能力的定錨認識。因此，對於病患認知能力的表現，除了標準化測驗工具的評估結果，更需要參酌病歷紀錄、衡鑑中的晤談和行為觀察，以及個案在院內生活處事的模式後再謹慎評估。

總體來說，醫病合作關係是一種不確定的動態樣貌——現實上我們恐怕無法期待在穩定靜態的互動中提出治療目標——包括患者當下的症狀展現、情緒狀態、過去的患病經驗與住院史、臨床醫療團隊的處遇內容、用藥史與調藥前後可能的副作用、病房規範和護理人員的專業照顧、臨床心理師及職能治療師的治療計畫，也可能涉及照服員的臨場管理氛圍、營養師的特定飲食調配、患者家庭支持系統及社會資源連結等社會工作專業，或是精神病院作為全控機構和醫病權力結構等社會學思慮。換言之，精神醫學的診斷標準或是心理衡鑑，有可能無法充分確認一名患者的病識感、現實感或是認知能力。甚至，患者的病識感與認知能力可以同時發展出不同的面向。

混亂感受的多變性

臨床心理學家薩斯認為：「現代精神醫學的歷史事實上就是思覺失調症的研究史，而思覺失調症也是這個時代最具代表性的瘋癲形式。」即思覺失調症「喪失了西方長久以來認定是心靈或主體性的最基本特徵：邏輯推理和抽象思維的能力、反思的能力，以及行使自由意志的能力」。[14] 這其中，「自我混亂」（self-disturbance）是診斷思覺失調症的重要判準之一。[15] 依據德國精神醫學家施耐德定義的「第一級徵候」（First Rank Symptoms）指的是，在沒有明顯腦傷的前提下，涵蓋妄想、幻覺和其他決定性徵候指標（如自我意識的扭曲等）。[16] 患者可能會覺得自己的情緒、行為、知覺或身體感覺都是外界強加給他，或是感覺自己受到外在力量的控制；可能會聽到自己的思緒從外部世界大聲對自己說話，或是感覺自己的思緒被廣播到全世界。思想過程像異己事物且不受控制：有時病人會感覺自己的心靈像是乾燥的沙灘，自己的思緒是衝上沙灘的海浪，或是覺得他們的思緒「屬於別人」，是別人的思緒投影在自己的心靈螢幕所產生。[17]

因而思覺失調症患者在描述自身的混亂感受時，經常涉及語言詞彙的矛盾，時而顯得抽象晦澀，時而落入僵硬空洞，猶如「活著的死亡」，同時失去對自己以及對世界的鮮明關係。有時患者會用空間詞彙形容自己有一種解離或疏離感，失去了親密感或接近感，因而常常有「自己已經死掉但又過度警醒的感覺，猶似失眠的屍體」（corpse with insomnia）。[18]雅斯培強調，患者會覺得自己與各種事物失去接觸，或是眼前的一切無不起了某種微妙的變化。處於這種時刻的病人有時會感覺自己擁有「清晰如水晶的視力」，可以看透事物的本質，而現實更是有著「看似從未有過的顯著」。[19]有時患者覺得自己是實踐永恆真理的救世主，有時卻又覺得連自己的思想和肢體都無法控制，甚至會在同一時間感覺到自己控制得了一切卻又什麼都控制不了——薩斯認為這是思覺失調症的最高弔詭。[20]這種「感覺自己控制得了一切卻又什麼都控制不了」的最高困境，突顯了個體的全能感，也同步預示了失落、焦慮，與破碎的心智。

第二種功能光譜突顯了這類混亂感受的多變性。兩位古典案例的主角：艾梅和史瑞伯的精神病（psychosis）徵候，恐怕並不完全符合現代思覺失調症的疾病診斷（但史瑞伯於一八八四年曾被診斷為「早發性痴呆」）。[3]事實上，精神病自身的診斷標準也一直在修訂：從最早依據臨床表現的嚴重性和社會功能的受損程度，轉變為精神病理學中一個或多個徵候——我們可以從DSM第三版（一九八〇）之前與之後對於精神病概念化與診斷標準的變

[3] 我感謝審查人提出「古典案例的疾病屬性是否符合當代思覺失調症的疾病診斷」的提醒。

化窺見一二。[4]但兩位古典案例主角各自的精神錯亂所帶來狂亂的思緒以及心理動力論，對照精神病院臨床個案的心智發展，兩方卻有著相當不同的發展：

第一位古典案例是拉岡博士論文中的唯一個案。拉岡藉由艾梅（Aimée）個案擴展了克雷佩林對於妄想症的定義——特別是在「病態想像」（*imaginations morbides*）的基礎上，提出對妄想者「內部矛盾」的激情狀態和衰減過程。21 [5]第二位古典案例史瑞伯法官則是無法阻止自己的強迫性思考，無時無刻的自我監視不斷要求確認主體存在的同時，卻使得自己動彈不得而造成主體的囚困。史瑞伯自身面臨這種無限循環的自我分裂處境，最終以悲劇收場。

相較之下，這種妄想病徵的多變性反倒提供住院患者繼續生活的調適功能，進而發展出患者與妄想特殊的相處模式：第一位臨床個案透過解離般「自我他者化」，彈射出另一個自我，使得自己迴避了過去痛苦的人生。但同時個案又會不斷前去護理站訴苦要求出院，展現了求助甚至求生的練習——我們會在第五章中討論這層意義。另一位個案則是傾向安靜一人獨處而不與人互動，透過自我弱化與讚美他人的雙重策略來拒絕幻聽的攻擊指令，進而以這種「消極式機轉」保護了個案自身。因此，精神病混亂的思緒使人陷入瘋狂，而臨床徵候的不確定性卻也可能在某種面向上「保護」患者避免落入可怕的絕境。

◎艾梅攻擊Z夫人事件

一九三一年四月十日晚間八點，一名陌生女子在巴黎戲院門口向即將演出的著名女演員攀談：「你是Z夫人嗎？」並隨即從手提包內拿出預藏的刀子襲擊這位女演員。當下Z夫人徒手握住了刀刃，在此同時，兩名舞台工作人員介入制止了這場預謀攻擊並且報警。事後，女演員並沒有提出指控。這位名叫艾梅的突襲者在聖拉扎爾監獄裡待了兩個月後移監至聖安娜精神病院。當時，病院診斷其為「誇大和情色傾向的迫害妄想」。22

奇怪的是，當艾梅被轉送到病院時，她的妄想症狀消失了：不具攻擊惡意、有定向感，不僅可以準確描述生活情節，甚至還包括她自身的精神障礙狀況，藉以證明自己有足夠的自我覺察能力。23

---

[4] 同時見Thomas 2001。在這篇文章中，作者以為「在DSM-III出版之前，精神病的診斷標準是基於臨床表現的嚴重程度以及表現對社會適應的干擾，而今日的診斷標準則是基於某些精神病理學症狀的存在和所表現出的精神病行為」(Thomas 2001: 261)。

[5] 當時，克雷佩林將妄想症限制為「依賴於內部原因並根據一種不斷持續演變且無法動搖的系統發展，在思想、意志和行動上完全保持清晰和有序的情況下建立」(Lacan 1932: 23)。

個案為三十八歲已婚女性，出生農村家庭，家中有兩位姊妹和三位兄弟。自十八歲起便任職某鐵路公司行政部門。丈夫任職同公司，兩人育有一子，但自六年前與丈夫分居，孩子與父親同住，個案則定時探望。六年半前曾至精神科就醫，舊病歷記錄有精神衰弱、迫害和嫉妒妄想、幻想、誇大妄想、幻覺、不切實際之想法等。個案認為人們在取笑她、侮辱她、指責她的行為，並表示想逃到美國。

住院期間曾表示「不要以為我羨慕那些拒絕被評論的女人，我也不羨慕那些在內衣褲發現懦弱、不懂什麼叫作侮辱的公主」、「那些把馬棚蓋得不錯的人把我當成是搖錢樹」、「我經常遭受別人評判，而不是我自己」、「遠處的我也有很真實真實真實醜陋的東西，但是平原是一個遮陽棚」、「有一些來自公共場合的八卦」、「就是因為這個理由，所以我才拒絕回答X先生這位大自然騎士的問題，這也是為了另一個原因」、「首先，你想從我這兒得到什麼？讓我好好跟你說，讓我和你一起吟詠這首頌歌：從天堂的頂端聽見，祖國、天主教徒和法國人永遠的吶喊」。

當時住院六個月後AAD（Against Advise Discharge，自動辦理出院）。出院後曾有騷擾記者、襲擊出版社員工等紀錄。[6]

艾梅的混亂攻擊行徑與妄想症狀為何在轉介至病院之後完全消失？以及在什麼情況

下，艾梅被挑起這類迫害和關係妄想？艾梅的妄想症狀都發生在她兩次懷孕期間：「為什麼周遭人們都這樣對待我？他們一定是希望這個孩子死在我的肚子裡。萬一我的孩子活不下來，他們需要負起這個責任。」[24] 第一胎女兒因臍帶繞頸窒息死亡，艾梅怪罪於她最好的朋友；第二胎兒子安然生產，卻仍停止不了艾梅的憂鬱狀態，並且逐漸聚焦在此次行刺對象Z夫人，她深信「我這樣做是因為有人想要殺死我的孩子」。[7] 在襲擊和被捕的幾個月前，艾梅變得愈來愈激動且絕望，她覺得自己必須面對這位敵人；事件發生前一個月，艾梅買了一把刀，並在她與女演員實際相遇的那天晚上，處於一種極度興奮和狂亂的狀態。[25]

拉岡認為，這種精神錯亂的瞬間治癒來自妄想者在這種瘋狂攻擊行徑下，伴隨著整個妄想定罪機制的立即崩潰，經歷了一種特有的解脫：艾梅先是意識到她所受到的懲罰——她能察覺到所有人對她的責備和遺棄，並且經歷了旁人的蔑視和嘲諷。接著艾梅意識到她「擊中了自己」——她持刀襲擊的行為讓自己面對必要的嚴厲制裁，因而迴向打擊了自己。拉岡以為，當艾梅理解這一點時，她便體驗到已經完成願望的滿足——拉岡稱為「激情痴

[6] 此處採用拉岡論文1932: 154-5、1987[1932]: 216，筆者的病歷式改寫。

[7] 艾梅這位兒子長大後也走向精神分析的工作。他於一九五三年取得治療師身分，一度曾與拉岡合作，並出版了一本有關佛洛伊德精神分析的著作。他在一九八六年自我揭露了母親的真實姓名（見Allouch 1994: 15-6）。這部分請參考法文著作《瑪格麗特，或是拉岡的艾梅個案》（Allouch 1994）。同時見本書〈結論〉第二小節內容。

迷」（*la hantise passionnelle*）的滿足感——使得情緒獲得解脫，讓此刻的妄想變得毫無用處而消失了。[26] 於是，我們有了拉岡這句精闢的見解：「治癒的本質展示了疾病的本質。」[27]

面對精神錯亂所帶來的謎團——艾梅表示：「我這樣做是因為他們想殺了我的孩子。」——拉岡不得不持續地詢問她：「為什麼你認為你的孩子受到威脅？」艾梅曾經衝動地回答道：「為了責備我。」此時艾梅猶豫了一下：「因為我沒有完成我的使命……」但片刻後她轉向回答：「因為我的敵人感到我的使命受到威脅……」[28] 自我懲罰傾向在這裡以某種方式直接地表達出來。迫害者威脅孩子來「懲罰他的母親」，這種傾向的主要情感價值清楚地表現在患者對此一妄想觀念的矛盾心理。因此，拉岡認為艾梅的精神病是「以自我懲罰機制為基礎，並且這種機制主導著她的人格結構」。[29]

事實上，艾梅所感受到的周遭威脅在某種程度上表達了她對於具有能力和享有社會權力的女性形象的嚮往。艾梅透過她的姊姊遭受了各種程度的道德屈辱和良心的責備；她的好友是如此傑出地展現對周圍環境的適應和優越感，這是艾梅親密渴望的對象。在本書的結論中，我們還會看見這些她認為迫害她的藝術家、詩人，乃至女演員，同時驅動了艾梅宏偉的妄想主題和迫害的妄想主題裡，想像身分的爆發：這種女性正是她夢寐以求的。於是，宏偉和迫害兩種並置的妄想主題，導致了艾梅的理想形象成為她仇恨的對象。[30]

艾梅在這種「激情的痴迷」驅力下，在她的受害者身上觸動了她外化的理想人物，點燃了仇恨和愛的重疊。拉岡認為，此時病態艾梅的「精神錯亂」，幾乎呈現了完整的妄想主題範圍；迫害主題和誇大主題在這裡緊密結合。前者以嫉妒、偏見和典型的妄想解釋來表達自己；此時的艾梅沒有憂鬱症的想法，也沒有藥物中毒的跡象。而後者誇大妄想的主題，被轉化為逃往更美好生活的夢想、轉化為必須完成一項偉大社會使命的模糊直覺、轉化為改革理想主義，最終轉化為對王室人物的系統化情色妄想。[31] 或者我們可以這麼說，艾梅因愛而瘋狂，最終也因瘋狂而愛。

透過鏡像觀點，包括艾梅的母親、姊姊、好友，或是Z夫人，她們都成了艾梅的鏡像人物，給予現下不穩定的艾梅有了「未來基礎、完整而永恆的形象」。艾梅痴迷地認同於鏡像的他者，「她在他者的形象中體驗了自己，走上了映射在他者幻想上的人生」。這使得艾梅愈是認同這種他者的形象，便愈是造成對她自身主體性的掠奪。因而，艾梅面對自己的鏡像他者，選擇了以「自我懲罰」（self-punitive）方式取回主體性（這是拉岡這份論文的核心論述），正是伊底帕斯最終遭到自身命運的欺騙：「人們弄瞎雙眼，將眼前的恐懼世界隔離在自身外部，並從那兒解脫出來。」於是，艾梅將理想人物投射到外部世界，使其成為迫害者然後加以攻擊，並且將這般的憎惡所帶來的攻擊指向了好友和Z夫人。如此一來，艾梅便迴避了面對自身的悲慘，否認了現實，從而保護了自己的理想形象。同時某種程度上，艾梅無意識地希望自己觸法受罰，消除近身威脅，從而又能維持那遙不可及的獨立自我。32

這種「自我的分裂」透過拉岡的鏡像作用帶來一項交纏的理解：「我」在（鏡中）他者中生存，在他者中體驗「我」。結果是，「我」成為了外部的他者。以下這名個案的生命史與患病經驗展現了相似的「心理機轉」。在這個「艾梅的他者化」的臨床案例中，個案黃小美（化名）透過扭曲過往成長史的妄想形式——「我不是自己，我是他者」——使自己得以迴避自身悲慘的過去。但不同於艾梅攻擊鏡像他者作為自我懲罰的機轉形式，個案以「否認自己」作為最後保全自己的路徑。

病歷資料：個案為五十歲女性，中等身材（一百五十八公分，五十三公斤）。國小畢業，十八歲離家在外租屋自居，曾於按摩院工作或擔任工廠作業員。二十歲時未婚懷孕，曾拿刀追殺男友，單親產下長子後，有情緒易怒、打小孩等行為，並離家出走，二十三歲時由社會局協尋並帶回返家，當時已懷孕第二胎（父不詳），返家後不久又外出遊蕩，約三十一歲時再度尋回，亦為懷孕狀態（現長子失聯、次子出養、么女自小送孤兒院，目前收治於某精神病院）。個案返家後情緒起伏大，有自語、被害妄想，曾以碎玻璃割腕自殺，由家屬送醫。精神狀態曾陸續求診多家醫院，期間情緒起伏大、口語暴力、生活尚可自理。四十歲時因缺乏主要照顧者，至精神病院長期收治。自我

> 照顧能力需督促、活動參與度低、妄想意念存，無藥酒毒癮史。（年份）因妄想意念多（自認為藝人許曉丹），醫師調藥及陸續針劑未改善，經診視後自慢性病房轉急性病房。

就臨床的觀察來看，個案在急性病房時的病識感與現實感持續不佳，晤談時扭曲過往成長史，並自陳「高中夜校接著某私立大學夜校中文系畢業。畢業後在台中一所國中任職國文老師」。又因身體疾患（右腳掌患有雞眼）以及受限於急性病房要求而感到作息上的不適應，同時又無法返回慢性病房等苦楚，導致情緒起伏大，會談過程多有病房生活上的抱怨，且經常給出「我好痛苦、我好可憐、我好累」等有關於過往成長經驗的情緒話語。因而，個案執著於出院要求或埋怨醫護人員，不斷要求滿足其需求，以避免深刻化早期生命經驗。對個案來說，改變現在的難受處境意味著可以捨棄過去的痛苦。個案過去生命經驗的苦痛，增強了急性病房管理下的受限感受，故於會談時個案述說「不要不管我的死活好不好？不要這樣對付我」。在急性病房的晤談中，個案多次否認自己是「黃小美」，自稱「我是（藝人）許曉丹，不是黃小美」，並且陸續於會談過程表示「許曉丹好可憐。她腦袋有點問題」、「有兩個黃小美（按個案的陳述，另一位黃小美如影隨形），我想改名，我覺得她比較適合是黃小美」。個案藉由成為藝人許曉丹、改名，迴避自身過往經驗的創傷——「黃小美是可憐的」、「黃小美頭腦有問題」。個案所表現出的妄想症狀（我不是黃小美，我是許曉丹）正是為「切割」、「否認」、「拒絕」某一部分的自己——一個不想接納自我的結構，並且希望改名，藉此排除「那個叫作黃小美的自己」。

連恩在《分裂的自我》裡指出，「孤僻型人格障礙症」患者的心靈在兩個面向發生分裂：一個是他們與外在世界的關係，另一個是他們與自我的關係。一方面，因為無法對生活在世界之中和生活在其他人之間感到舒適自如，這類人傾向「視自己為極端孤單和孤立」；另一方面，因為無法感到自己是一個完整且整合的個體，他們會以各種不同的「分裂」，「感覺自己的心靈和身體只有稀薄連接，或是產生出兩個或以上的自我」。[33] 於是，外部世界是如此危險而令人害怕，自身的孤立與分離狀態的自我顯然無法允諾與他人建立關係；再者，自己的感受和想法無法直接向他人表達，於是也無法為他人所感知。這樣的自我「一切都成為不可能了」——「無論假自我經歷了什麼樣的失敗或其他遭逢，自我都不會有任何影響；在幻想中，自我可以是任何人在任何處所，無所不能，絕對自由」。[34]

然而這種（躁式）幻想愈是龐大，自我便變得愈是軟弱無助。面對來自現實世界中身分摧毀的全面性威脅，黃小美迫使自己以不抱任何希望的方式面對這個世界，透過這種「阻斷想望的意念」來減少存在的懷疑和空虛絕望，但卻是證實了非比尋常的焦慮。即便「鏡像中完美自我」都可能帶來破壞性的毀滅。於是黃小美將自己予以摧毀來保護她們，避免她們被真正的現實所摧毀。到頭來，黃小美處理的反倒是自己與因分裂存在的假自我的「虐待／受虐」關係。

這正是「主體／他者」鏡像誘惑的弔詭之處：「主體確認自己是外部他者（我是藝人許曉丹）時，便將自己暴露在『無』的風險中，但頑固地不承認此點，也相對迷失了自身的本質。」（於是「我」一旦不是許曉丹，「我」仍維持是那個亦步亦趨的黃小美的「外部他者」。）我與他者成為「我們」，沒有了他者，我什麼也不是。如此一來，對於「我們」的依賴變得棘手而矛盾：既無法全然拋棄這種依賴，同時又害怕全數地陷落。「我」的依賴愈是揭露，「他者」便愈顯得得意，如此一來，確認了依賴的巨大，也相對削弱了自身「我」的存在。於是，「我」朝向強調自身的獨立性，但帶來的恐怕是對自己更為根本的晃動。這個結果是憤怒、剝奪、愛慕、嫉妒相互爭奪，將自己陷入一場不穩定、不均衡的「想像界」欲望風暴（借用拉岡的概念）。

於是，在艾梅的案例裡，理想人物成了加害者，好讓艾梅得以攻擊她來保全自己。相較之下，「另一個黃小美」比起鏡像他者「藝人許曉丹」顯得更為重要：一旦鏡像他者受到毀滅——在病房日常性的點名、服藥、醫護照顧過程中都不斷強化個案為黃小美（而非藝人許曉丹）——「另一個黃小美」使得「我」避免鏡像他者的日漸強大而逐漸稀薄，或是鏡像他者受到否認而使得自我面臨過往的巨大痛苦，「我們」（黃小美與「另一個黃小美」）保護了個案真實自我維持「（另一個黃小美）比較適合是黃小美」的可能性，但又同時確認了原先真實黃小美的自我存在。

◎史瑞伯法官的妄想症

前述拉岡的「艾梅攻擊Z夫人事件」說明了個案攻擊理想化的鏡像他者，毀滅其永恆形象成為對「自我的懲罰」，以維護自身那個遙遠的獨立自我。而個案黃小美則是以「另一個的自己」，保護自己不至於因鏡像他者的毀滅而喚回在現實經驗世界的痛苦。相較之下，德國史瑞伯法官的案例則是藉由彈琴抵抗強迫性思考。然而「靈魂豐盈」（soul-voluptuousness）的幸福感遭遇的卻是，自我遭遇被抹滅的危機時，以自我分裂方式製造出另一個觀看自我，透過內在的自我監視從而確認了自我的存在。

德國萊布尼茲法院史瑞伯法官以「無望的抵抗」（hopeless resistance）一詞在其日記記錄下自身精神症狀的同時，也對照著當時的精神醫學。[35] 這本日記後來於一九〇三年以德文出版自傳式著作《一位神經疾病患者的回憶錄》[8]，讓後來的佛洛伊德在一九一〇年寫給榮格的信件裡讚嘆「偉哉史瑞伯！」（wonderful Schreber）。[36] 一九一一年四月史瑞伯過世，同年夏天佛洛伊德以《回憶錄》為分析文本，從此《回憶錄》受到精神分析學和醫學心理學的極大重視。[37]

個案於一八四二年出生，父親為德國外科醫生與教育家，家教極嚴。家庭成員有父母親、姊姊、哥哥和兩位妹妹。兩歲時姊姊夭折，十九歲時父親過世，三十五歲時哥哥自殺。三十七歲時與妻子結婚，但妻子先後流產六次，兩人未有小孩。四十二歲升任地方法院首席法官，同年（一八八四）初發病，住院一年，期間曾自殺三次。五十一歲時任命為上訴法院評議會主席，隔年發生第二次精神崩潰，長期住院八年（一八九三～一九〇二）。五十七歲時（第二次住院期間）開始著手書寫回憶錄，住院期間兩次申請出院被駁回。一九〇二年第三次提出並獲准出院，一九〇三年出版《一位神經疾病患者的回憶錄》。一九〇七年（六十五歲）因母親過世與妻子中風之故，第三次發病，入住萊比錫某精神病院，四年後死於心肺衰竭，死前處於「身體衰敗和完全瘋癲狀態」。

臨床診斷有被害妄想（自認是一位遭到猥褻的年輕女子，陰莖被扭斷）、誇大妄想（器官經由神蹟復原，成為不死之身，並且需要轉變為女人，讓上帝的神蹟使他受孕，

[8] 史瑞伯法官的回憶錄原著德文版*Denkwürdigkeiten eines Nervenkranken*出版於一九〇三年；此處主要以英文譯著*Memoirs of My Nervous Illness*（2000[1955]）為討論文本。

產生新人類)、情色妄想(後來認為女性神經已遍布全身,必須不斷從鏡中欣賞自身的胸部,讓自己如同一位女人般不斷享受縱欲,否則上帝會中斷與他的接觸)。

臨床徵狀上有幻聽(最早是聽見牆壁發出怪聲,認為這些怪聲是有誰「多多少少故意製造……目的是不讓我入睡」。之後,這種怪聲變成了「內在聲音」)。第二次住院期間,個案表示幻聽語言不停地對他說話。住院期間混亂行為有因為興奮而不停大笑或咆哮、敲打鋼琴。大小便失禁,把糞便拉在床上或褲子裡。但談到無關妄想的話題時(如法律、政治、國家管理和藝術等),個案則口齒清晰並可表達中肯意見,行為得體且和藹可親,表現出有品味和高尚的幽默感。[9]

佛洛伊德依據史瑞伯法官之病例完成〈一個被害妄想(痴呆型被害妄想)的自述的精神分析〉——這是佛洛伊德談論精神病的論文中最長的一篇。自此,在精神分析學中,史瑞伯同時成為了被害妄想型和思覺失調型疾病的經典案例,也被認為是退化回到「嬰兒自體性欲」和無我狀態(autoerotism and egolessness)的絕佳案例。佛洛伊德集中在具明顯情色內容的症狀,特別是有關史瑞伯感覺自己身體正在失去男性特徵,開始出現「女性的豐滿體態」(史瑞伯堅信自我女性化可以獲得上帝的垂愛並達成人類的救贖)。佛洛伊德認為史瑞伯感受到具威脅性的性渴望:對自己強有力的父親的情欲。[10]換言之,史瑞伯感受到「同性戀原欲的爆發」，而他的各種妄想就是同時用來掩飾和表達這種禁忌情欲，面對史瑞伯的「世界末日與崩壞」妄想內容，原欲從外在世界撤回到自己內心。[11]

> 我必須使用想像力，使那些神聖的光……把我當成一個耽溺於性高潮的女人。……上帝需要一種持續歡娛享樂的狀態，以便於在萬物法則下，維持靈魂存在的條件。所以我的職責便是產生這種靈性高潮的形式。只要我能一直扮演女性的角色，躺在我自己愛慕的擁抱中，總是能把我的容貌裝扮成女性的樣子，總是能注視女性的圖片等事情，那麼上帝就會安靜地繼續屈服於我的吸引力。38

[9] 整合自Schreber 2000[德文原著1903]、Freud 2006[1911]、Jaspers 1963、Lacan 1993[1981]、Sass 2017[1992]；筆者的病歷式改寫。

[10] 沈志中在《永夜微光》裡以拉岡的觀點，以為佛洛伊德認為史瑞伯的妄想來自抵抗「成為女性的渴望」，並不足以說明伊底帕斯話語結構中的父親功能，而是史瑞伯遭遇到「什麼是女人？」此一根本上的性別認同問題（2019b: 26）。

[11] 薩斯以為，佛洛伊德將思覺失調症描述為一種「嚴重退化回到最原始的嬰兒期自體性愛階段」（infantile auto-eroticism），自此之後，精神分析將這類精神疾患詮釋為「原初嬰兒故事」（original infantile story），視為是「對早期經驗形態的回歸，而支配這種經驗形態的是不講邏輯的初級思維方式（primary-process thinking）、一廂情願的幻想和未被馴化的本能」。但薩斯認為這種思路「把思覺失調症患者迎回人類範疇，但又只給予他們人類中的小孩子地位」（2017[1992]: 6）。

國內文化心理學家宋文里則透過佛洛伊德的見解認為：「妄想的形成，雖然被我們當成是一種病態的產物，但實際上，它卻是一種恢復的企圖，是一種再建構的歷程。」依此視史瑞伯的妄想紀錄正是一項在精神分析發生之前的論述建構，宋文里稱之為「創真行動」。[39]於是，與其說史瑞伯的妄想脫離了世俗世界的常態，倒不如說他的論述紀錄更加貼近（進）世俗境遇本質的獨創性（originality）。此一觀點接近連恩在《經驗的政治》一書中將瘋癲視為擺脫拘束和回歸至「原人」（primal man）的狀態，認為這種狀態甚至可以療癒「我們那種被稱為『正常』的駭人異化狀態」。[40]然而，無論是將史瑞伯的妄想紀錄作為一項了解世俗世界的前論述，或是提出瘋癲作為對抗日常約束機制化的辯證價值，仍然無法回答這些混亂心智與行為何以發生？[12]

拉岡直指史瑞伯這種「神聖的情色症」（divine erotomania），其妄想是一種主體與語言之間自成一體的關係樣態：一方面是一種自體內持續發聲的話語個體導致了自身的異化，另一方面則是自我分裂（拉岡稱之為「第二代理者」）的多重體模式。[41]史瑞伯稱該個體為上帝：我經驗到上帝的存在。這些經驗並非是證明上帝存在，而是上帝證明這些經驗的存在。[42][13]因而，史瑞伯強調自己並非如醫生所說帶有妄想徵候：「我具備能力區分事物，我聽到的聲音（之所以與你不同，正是因為）你沒有賦予它足夠的重要性和意義。（……）他們說我妄想（paranoid），認為會妄想的人都是把事物朝向自己。如果是這樣的話他們錯了。並非我把每一件事物都朝向自己，而是上帝將所有的事物都朝向我。祂在我體內經由許多代理者或其他延伸管道不停地說話。」[43] 在此，拉岡分析史瑞伯話語中指稱的上帝作為大寫的他者（Other），由外部介入至患者主體，而史瑞伯極力抵抗此一具備強烈意念的外部世界。[44] 於是史瑞伯面臨自我以及與父親意象有關的大寫他者雙重觀點（這正是佛洛伊德發展出同性情欲的出發點）：不管史瑞伯是否保有這個大寫他者，一個殘弱的小寫他者（other）便會如影隨形，不斷地否定他、給予挫折，甚至最後直接殺死了史瑞伯。此一小寫他者正是最為激烈的想像異化。[45]

「光束」之於史瑞伯正是拉岡所分析的小寫他者。史瑞伯於回憶錄中提及受到這種「光束」折磨的妄想——一方面他形容光束能「看透甚至參與心思活動」；另一方面「光束」同時以觀察者和批評者立場不停質問、要求或取笑史瑞伯。史瑞伯感覺「光束」既內在又外在於自我，可以被他的「肉體之眼」或「心靈之眼」所看見。這種感覺反映史瑞伯感到自己

[12] 或者相反來說，拉岡認為史瑞伯的妄想不管是在內容或是建構上，至少在潛意識方面，可堪作為我們自身經驗基模的類比（見拉岡研討班第三講一九五五～五六，法文版一九八一，此處參考英文譯本一九九三）。

[13] 拉岡在研討班第三講中指出，史瑞伯的家庭成長經驗裡，宗教信仰並不濃厚。因而當史瑞伯指稱這種指導力量為「上帝」時，更可以充分支持他的判斷（Lacan 1993: 124）。

受到同時存在於內部和外部的凝視審視，這審視既屬於自我又屬於某個遠處他者。薩斯認為，史瑞伯的處境比邊沁的全景敞視（panopticon）監獄裡那些隨時被盯視的囚犯更加難受。這是因為史瑞伯陷入一種內在的全景敞視，即便是他的身體邊界亦保護不了他。這種「看透心思進而參與心思」深刻化了「強迫性思考」，薩斯以為史瑞伯的意識因無休止地過度自覺而分裂，打亂其身體感覺，進而表現出各種混亂行為——包括不斷地確認自己的思緒，也禁止自己大小便。而這些行為（諸如突然大聲咆哮、喃喃覆誦同一番莫名其妙的話語，甚至是大小便失禁）乍看像是佛洛伊德所言「倒退回到嬰兒或野人狀態」，其實正是這種「過度自我意識強迫自己確認正在做什麼」的過度自覺的進一步後果（如第一章所言）：透過咆哮或喃喃自語作為抵抗「強迫性思考」的對付手段，史瑞伯方得以讓頭腦裡那些強迫性思考的聲音噤聲。

彈琴是史瑞伯用來克服自我意識的另一種方法：透過沉浸在彈琴的行為和音樂聲中，史瑞伯可以忘掉自己，或者說至少可以維持某種時刻不受到自我盯視。此時自我盯視之眼會閉上，腦中各種聲音會停止。因而史瑞伯必須在馬桶上藉由彈琴去抵抗「禁止大小便」的強迫性思考，而這在外界看來正是一項混亂行為。

因此當我想要睡覺或上廁所的時候，必須暫時忍耐咆哮之類的醜陋行為，因為能夠

> 身處具體之中對一個人的身體幸福來說是不可少的。我特別需要用一些方法來防止別人施展魔法阻止我大小便，而我最成功的方法是坐在一個桶子上彈琴，直到我首先能夠尿出來，然後是（這通常要費些勁）把大便排出來。不管聽起來有多麼荒謬，這個方法確實管用。因為透過彈琴，我可以更加靠近那些想要從我面前撤走的「光束」，從而克服禁止我大便的力量。[46]

彈奏鋼琴可以引發「靈魂豐盈」的幸福感，讓史瑞伯暫時脫離強迫性思考所導致的心靈折騰，但弔詭的「靈魂豐盈」狀態又無法持續太久，因為缺少了監視者的身分，意味著無法確認自身的存在，宣告自我即將瓦解湮滅。因此彈琴既是滿足，同時又必須忍受滿足所帶來的不安焦躁。於是，即使正在彈琴，史瑞伯仍會在腦海裡（「我的心靈之眼裡」）看見自己人在別處，例如看見自己穿著女裝站在一面鏡子前面。但史瑞伯不願允許自己只是那個正在彈琴的史瑞伯，所以透過喚起另一個史瑞伯把自己從自己彈射出去。這是最典型的自我意識：透過攬鏡自照的史瑞伯，他看見自己正在盯著自己盯著自己看（by invoking another Schreber [……] thus watching himself watching himself watch）——史瑞伯看見著女裝的自己正在盯著鏡中的自己盯著正在彈琴的自己看。[47]

不同於佛洛伊德的觀點，也有異於當代認知心理學和實驗心理學將思覺失調症以「貧乏」或「失功能障礙」等詞彙作闡述，拉岡與薩斯聚焦於史瑞伯的妄想現象所可能給出的價值與詮釋。[48] 然而，不同於史瑞伯的大聲咆哮作為自己面對上帝的索求與光束的折磨的抵抗方式，以下這名臨床個案針對自身的不當妄想發展出另一套有效的「消極式機轉」：

病歷資料：個案為六十歲未婚男性，身材較為瘦小（一百六十公分，四十八公斤），大學畢業，兵役畢。病歷記載足月順產，出生發展史正常，從小個性較內向。曾任職工廠工程師先後約十年，期間同儕互動可。初發病約為三十四歲，自訴當時夜眠差，故自行至私人精神科診所看診達十五年。四十多歲時因工廠爆炸，個案即時衝進場內救火，讓工廠未有毀損。公司欲升個案為廠長但個案拒絕，並且半年後搬出宿舍。後家人發現個案住在朋友古厝裡，屋內貼滿符咒又放置一堆骨灰罈。當時個案情緒焦躁不安，自認有女鬼在追求自己，對穿著紅色衣服的人特別敏感。其後個案無法持續工作，自行離職返家。曾因情緒低落出現割腕行為、跳海等自殺自傷史。後至醫院看診，但因未規則服藥，曾離家出走，由警政協尋帶回。（年份）改於另一醫院精神科看診。但案父過世後，案母不堪個案混亂行為而搬離後，個案遂長期獨居，期間未有家人監督服藥，陸續出現各種危險行為：在家燒東西、拿東西往下丟、拿雨傘打人、拿磚頭破壞鄰居機車、拿鐵鎚遊蕩等。（年份）於家中隨地小便、陽台燒紙張，故由員警及當地衛生所協送醫住院治療，期間家屬乏力照顧，由救護車入本院門診後坐輪椅代步入急性病房行六週評估。

住院期間觀察個案常常獨處，神情平淡，與病友互動不佳，晤談過程雖有眼神接觸但雙眼無神。某日離開病房參加職能治療活動時，返室途中突然腳軟需他人攙扶。個案將「腳軟需他人攙扶」一事解釋為「鞋子太大，有人動過手腳，賣鞋子的店有問題」。事實上，個案身體左半邊行動不便另有其他已確診之生理病因，然而個案仍詢問「（左半邊行動不便）是不是宗教信仰的問題？」並於會談時說明左手情況改善，「這是三民主義信仰的問題。」

會談時，個案自述入院約兩個月已慢慢適應，解釋來此住院是「誤會一場」：「軍方派救護車（送我過來）但沒有制服（應指軍人）陪同，這是雙方醫院的善意，但這是誤會，我並不是殘暴的人。」個案進一步解釋當時服用鎮定劑後跌倒導致行動不便，被送至門診，接著陳述許多邏輯鬆散，疑似被害意念的內容「中興保全、違背憲法、隱私權、安全管理、攝影機浴室偷拍、報紙上刊登、連接電腦終端機上國際網路」。

對此，個案指稱自己的妄想內容是一種「識別」，「是比較善良的人說一些正面、『趨吉避凶』的話，也有天使在唱英文歌。」（此處的「識別」指的是個案的妄想意念與幻聽內容，有時作為個案「趨吉避凶」的叮嚀，有時則比較像是要求，但可交由個案自行判斷辨別是否接受或拒絕。）個案舉例，比方樓下鄰居在樓梯間放置雨傘，個案會聯想為「鄰居是不是要讓我『散掉』？」這個聯想一時之間會讓個案感到生氣，但在關鍵時刻，個案會懂得控制自己的情緒，轉而尋思「說不定雨傘是樓上鄰居放在樓下的，不見得是樓下鄰居故意在樓梯間放傘」。面對自己的「識別」，個案曾有一段調適歷程，說明過去會對「識別」產生不當聯想，讓壞人誤導，但現在已無此困擾。

人際關係方面，個案解釋自己的疑心病是一項「識別」後產生妄想，進而引發持續的不當聯想，於是對病友有些懷疑（他們是不是對我特別有意見？），然而個案也強調自己有能力判斷並回到「現實面」。另外，個案回憶曾經在「戒斷」Clozapine（抗精神病藥物）之後，對父親責罵，陷入幻覺，這段回憶讓個案感到難過。個案在會談中透露生病時會出現「很殘忍的攻擊想法」，因應的方式是盡可能想別人的優點，於是便不會覺得別人在害自己，也不會有具體的攻擊行為。個案也持續強調自己沒有本錢害人：「我已經失業二十年了。我沒那麼高明。回到現實生活，我沒那麼有本事。」個案表示會接受精神鑑定，鑑定結果證明自己「頭殼沒有壞掉」。

對拉岡來說，分析的目標不在於治療，在於讓受分析者或病患學會闡釋其欲望的真理／真相。[49]過往受精神症狀干擾所致，個案逐漸發展出一套「已失業二十多年，自己沒那麼有本事」的模式，藉以弱化妄想攻擊意念的強度，同時以「讚美他人的高明」來降低疑慮感受。就某個層次的意義來說，個案具備某種不完整且不完全「正確」的病識感與現實感（或者說不完全符合臨床醫學的定義與期待），然而這種「用『我很弱』來消極抵抗不當的妄想意念」的消極式機轉，成為個案與妄想意念和幻聽的「相處模式」（mode of living-with，我的說法），同時透過妄想內容的疑慮，約束自己平日「正常」的行為，並且保護自己不致被害。因而，個案在病房的表現也會是消極、平淡、獨處，藉由這種半封閉「自我無能化」來保護自己，同時端靠自己的認知能力作為識別不當妄想的合理性。

病院住民的生存變通能力與限制

第三種功能光譜則是涉及患者在長期所處的病院環境下所發展出的「機靈應變模式」。這種彈性模式再現了主體的社會經驗，以及運用這種經驗展現對所處環境的變通能力與限制，以下透過病房日常作息的幾起意外事件，示範說明病房管理上對於患者這種功能光譜的因應方式。

某日下午，慢性精神病院裡有位病人疑似不假外出。全部的工作人員將院區內外仔細檢巡；有些人員則是前往院外尋找，詢問路邊管理砂石車進出的人員有無看見一位女性走路經過；在院區內尋找的工作人員則是將每間廁所、寢室、隱祕空間都巡過一輪。沒有任何地方有這位病人的蹤跡。部分工作人員開始懷疑這位病人的功能有好到可以自行去搭火車嗎?她有能力趕上最近的一班區間車嗎?……無論如何,既然跑到院外的可能性不大,判斷應該還在院區內。事後明白這是肇因於病人最近情緒不穩——群組訊息裡記錄「大夜沒睡、作息不配合、吃藥叫喚沒出來,請主護處理」——病人擔心被約束、打針或甚至送往急性病房,於是便躲了起來,並且觀察工作人員在何處尋找自己,機靈地移動躲藏地點。最後,社工提議全院廣播:「○○○,請到行政辦公室領取下午的飲料。」然後,病人便出現前往辦公室領取飲料了。

這場「躲貓貓」遊戲看得見病人的「功能光譜」:具備對病房空間與作息的熟悉經驗、對病房管理流程的了解、多點躲藏的立即性回應,也受不了一瓶十元飲料的誘惑。奇特的是,這起事件過後病人沒有受到任何責備,護理長、主護、班長都沒有責罵該位住民。或許是相對於「不假外出」的嚴重性,在院區內尋獲讓大家都鬆了一口氣,這種心境的轉折反倒像是被娛樂了。(當病人現身領取飲料時,護理長甚至笑了。「躲貓貓」這個形容就是出自護理長的說法。)

另一個例子是,一位希望離開慢性精神病院獨立生活的五十多歲男性患者,某日不假離院,前往台北與昔日認識的黑道大哥碰面,希望將來離開院區後能夠在這位黑道大哥手下謀一份工作。不料,大哥已經金盆洗手,過著含飴弄孫的平常人生活,並建議個案找一份安分工作。個案失望之餘主動返回院區。（當時通報過程與後續處置在此略過。）約略一年後，個案宣稱與院區內某女性住民交往，不久後便向所屬社工師表示他已經與這位女性住民論及婚嫁，準備趁著兩週後的年度家長座談會，與對方家長見面提親，開啟另一段未來人生。（但等等，這其中說法有多少程度是在妄想層次呢？）因此，社工師、心理師（兩人分屬不同男女院區）、護理站和照服員就此一「媒合」詢問個案，得知這套「提親—結婚—出院」構想，是企圖在結婚後「夫妻雙方互為對方監護人，因此可同意對方出院」。換言之，個案試圖透過結婚來規避自身原生家庭監護人的法律機制，達成出院生活的目的。

「假結婚」的另一主角是一名四十多歲的女性，短髮，身材略壯身高略高。在住院前曾與一位男性朋友交往。她在這次家長座談會後的某週末請假返回嘉義家中，然而卻未按時銷假返院。院方與家屬聯繫時，該住民的父親表示女兒曾在電話裡透露不想再回到院區，但並未回返家中。於是院方依規定進行通報流程。由於該住民先前有過未按時返院的紀錄，據社工師表示，當時她將戶頭存款悉數領出並與男友同住，於是這次家屬早一步將其戶頭存款領出。幾天後，這位住民主動前往警局，企圖自行撤銷「失蹤人口」的紀錄，希望能夠撤銷案底，「清清白白做人」。嘉義警員對其表示：「為了保護你的安全，你還是留在警局這裡比較好。」隨即通報家屬和醫院將其領回。

又或者，一名領有輕度身心障礙手冊的二十歲急性病房女性患者，利用院區公用電話撥打購物台免付費電話，訂購了數千元商品，並要求以貨到付款的方式送至護理站。醫療團隊直到快遞將貨品送至護理站請款時方得知此事，詢問這位病人原因，僅得到推託的答覆：「我只是在打電話交朋友而已。」此一行為展現個案熟悉急性病房住院作息（使用公共電話）、電視商品行銷（撥打免付費電話）、購物付款模式（貨到付款）、提供醫院急性病房地址（溝通技巧、記憶力、組織能力）等。另一個相似的例子則是發生在慢性院區，一位女性住民委託國中同學頻繁地代為在網路購物平台訂購了染髮劑、護髮霜、臉部保養品，和個人貼身衣褲等，考慮到這些包裹將會被護理站盤查並代為保管（這是為了避免住民在病房裡非正式地交易變賣，也就是高夫曼稱之為「次級適應」的經濟活動；或是藉此拉攏其他住民，進而引發可能的病房衝突），於是叮囑國中同學寄件人寫住民姊姊的名字，以迴避護理站的查核。直到這位國中同學始終收不到代為訂購的款項，只好打電話至院區向社工師說明原委。社工師通知主責護理師向住民詢問此事，起先住民仍堅持是姊姊寄來的包裹，直到紙包不住火後轉為擔心害怕受罰，因此通知心理師介入輔導。

上述「失蹤記」、「假結婚真出院」、「網路購物」，以及前述「自願轉介急性病房」等案例，皆說明了患者長期適應病院生活的彈性變通能力，並且知悉院區的作業流程。總體而言，這類「生存之道」（making out）確實突顯了院區病患「屈從於醫療照護」的同時，又「突破了伴隨而來的溝通限制」。[50] 同時，長期住院患者的認知能力在熟悉環境與有利於自身安排的特殊情節裡，反而更容易看見認知功能的不一致，特別是這類住院很久的病人，愈有可能脫離樣本有效性的範圍。不同於器質性失智患者，思覺失調症患者回答問題的能力與問題的困難程度並無密切對應關係。[51]

因此，思覺失調症患者在接受各種認知功能測試時，有可能因為對於衡鑑工具不感興趣、拒絕回應或不願思考，而胡亂作答，致使臨床人員在臨床診斷時誤判其認知思考能力偏低。有些錯誤有時甚至是故意的，是一種「桀驁不馴或抵制測驗的表現，有時則是因為被問到的問題包含著會引起他們焦慮的象徵意義，還有些時候是隨便回答導致」。[52] 布魯勒指出，思覺失調症患者在接受測驗時所犯的錯誤和測驗的難度並沒有太高相關性；但是，「每逢病人想要達成某種目的，都會顯示出他們有能力進行複雜的演繹推理。」[53]

面對這類患者認知能力的不確定性，不僅突顯了思覺失調症病徵的異質性與臨床診斷可能的不一致，或是病房生活裡的日常行為表現與籌畫出院的變通能力二者的矛盾，甚至是與妄想意念的相處模式——某種程度上，是否可以認為這是一種與疾病的協商機制？再者，尚有年邁住民因退化所可能造成的跌倒意外，或是其他慢性病導致必須經常或固定週期性外醫等因素。這些周而復始的日常性作息和可能的衝突，正是本書試圖在後續章節中的討論主題，其中包括臨床人員在照顧住民時的日常性安排，卻可能因此造成不同專業上的緊張氛圍，以及在一個更大框架下醫療體制所展現出的臨床脆弱性。

三　文化診斷：病徵與疾病

人類學對精神醫學教育的貢獻不是將所有文化事物都灌輸虛假的浪漫主義，而是堅持文化的重要性，鼓勵更廣泛、整合、靈活、對人類體驗中的多樣性、多元化和熱望的敏銳觀點，由此為精神醫學提供一個更為批判但也更具人性的人類處境。

——凱博文，《重新思考精神醫學》（一九八八）

在前面兩章討論中，「妄想」不論是在DSM-5或是依據雅斯培的定義，都指涉了一項不因反駁證據而改變且異乎尋常的強烈信念。然而，妄想和強烈信念之間如何清楚區分？「相互矛盾的證據」是否只能唯一交付予現代醫學所認定？例如，台灣民俗療法的消災解厄概念與祭改儀式，在自身文化主體的信仰基礎上，提出對抗惡靈或是消除業障的認識論，或是在華人心理學的「儒家文化」範疇下，強調苦難價值觀與修養哲學。本章正是在這樣的基礎上，審視傳統民族誌研究裡的巫術儀式在不同地方區域的文化詮釋。

本章前半部以下列三本古典民族誌作為探討「巫術與文化」主題的主要文本：馬凌諾斯基的《巫術、科學與宗教》（一九五四〔一九四八〕）、伊凡—普理查的《阿贊德人的巫術、神諭和魔法》（二〇〇六〔一九三七〕），以及透納的《象徵的叢林》（二〇〇六〔一九七〇〕）。這三份聚焦巫術的民族誌文本分別帶領讀者看見部落住民的情緒與道德、意外事件的解釋，以及疾病治療經驗三個面向。這並非暗示可將部落巫術類同於現代社會的醫療技術，而是展現部落文化對疾病或是遭遇不幸的解釋，以及各自的「文化醫療知識體系」。本章後半部則進入文化場域的醫療人類學以及「文化醫療」論述，力圖將患者主體敘事與疾患的醫療處遇，一同作為社會文化經驗的主張。就此，本章標題定為「文化診斷」，指涉病徵的內在邏輯和行為表現所賦予的意義，以及疾病治療的族群文化詮釋，其中跨文化民族誌調查一來成為臨床現場中展現患者主體的疾病經驗，同時也作為協助臨床工作者理解文化受苦的一種訓練。

巫術與文化治療

早期西方人類學家如列維—布留爾曾經認為「未開化人類缺乏冷靜且前後一致的觀察，不具抽象能力，『無法從經驗中獲得助益，藉以建構或領會自然的最基本法則』」。[1] 但馬凌諾斯基顯然並不同意這種看法，他以為如果科學的理解指的是一套規則和概念，以經驗為根據，經邏輯推論而得出，並且具體表現在物質成就和固定傳統形式之上，那麼即便是「最為低端的野蠻社會」也具備科學的開端。在他的美拉尼西亞民族誌裡，初步蘭島嶼（Trobriand Islands）居民具備觀察力和思考能力，明白運用技能獵捕漁獲，作戰時知道氣力、勇敢和機敏扮演決定性因素，但是島嶼居民也知道透過巫術和儀式來獲得安全與好的結果，藉以掌握機會和運氣因素。換言之，島嶼居民知道如何透過部落知識形成一套方法體系。[2]

這其中，巫術建立在初步蘭島嶼居民面對自然與命運的深刻信念之上。一方面在日常生活中的生計耕作裡，巫術是園藝收穫所不能缺少的：「他們深信不疑地認為如果不舉行巫術儀式，各種災禍如使植物枯萎的病蟲害、不合季節時宜的乾旱或降雨、山豬、蝗蟲等便會毀壞園藝。」二方面巫術又是作為島嶼居民的欲望、野心、怨恨、成功或妒忌的社會性驅力。例如在愛情巫術裡，施術者表現出一種象徵性擁抱撫摸與失戀者的傷痛；在戰爭巫術裡傳達了憤怒攻擊或是鬥志激昂情緒；而在驅除黑暗邪惡勢力的巫術裡，施術者則是猶如陷入恐怖情緒和抵禦的狀態。[3] 然而，島嶼居民並非將一切成果都歸功於巫術，「如果你向一位土著建議：園藝只需巫術便可以坐享其成，草率行事。他會直接嘲笑你的單純。他和你一樣，了解自然的原因和結果。」[4] 他們明白「一棵植物不能只靠巫術成長，一艘獨木舟必須適當建造和操縱方能航行，或是一場戰鬥需要技巧和勇氣才能獲得勝利」。5

馬凌諾斯基以社會心理學角度，認為巫術是一種因壓倒性情緒或堅決的欲望而引起的行動，是人類基於一種普遍的心理生理結構，對現實做原始性與重要情境的自然反應，藉以決定居民的日常生活與無法避免的殘酷命運。6 並且，馬凌諾斯基告訴我們：

一旦我們明白，野蠻信仰的每一條教規對他們來說是一種活的力量，而每個人的教條就是社會組織的接合劑——因為每個人的道德、每個人的社會凝聚、每個人的心理平靜都來自教條，那麼便容易理解何以他們缺乏容忍。同時因此清楚知道如果我們把他們的「迷信」悉數丟棄，便等同於摧毀他們的全部道德，並且無可取代。7

另一位人類學家伊凡—普理查的民族誌資料也可以說明這一點。舉例來說，非洲剛果部落的阿贊德人（Azande）用巫術來解釋一切不幸事件的因果關係[1]：製陶人使用平日的知識，也像平日一樣認真，但今天製作的陶碗卻出現了裂縫；某族人走在路上從來都沒有踢到那樹根，今天卻踢到了且讓他的腳趾流血化膿；白蟻蛀蝕了糧倉支柱且正好有族人在底下乘涼——這類不幸事件肯定是因為有人對自己施加巫術，「如果沒有巫術的作用，當人們坐在糧倉下面的時候，糧倉不會倒塌在他們身上，或者糧倉倒塌了，卻無人在下面乘涼。」8

但對阿贊德人來說，「巫術」並非是解釋意外或是失敗的原因，而是唯有把巫術考慮進事件本身，「事實才能獲得充分的解釋。」9 儀式並不保證巫術的效用；相反地，在不嚴重致命的疾病狀態下，他們依靠經驗來使用藥物，以致於伊凡－普理查認為，在阿贊德社會裡，「每個人都在變通自己文化中的概念，使它們在具體的情境下能為自己所用。」10 這種詮釋的彈性讓疾病和巫術可以同時存在於阿贊德社會：疾病在生活條件下可以獨立於巫術而被確認的同時，疾病的惡化使得阿贊德人相信背後確有巫術的施作。11

部落社會的生活世界並沒有離我們太遠——我們對於「身體不適」並不見得會立刻求醫，甚至不重視病因，而對於阿贊德人來說，「疾病」本身被視為一種「壞巫術」，但部落族人身體不舒服時並不會立刻以巫術加以處置。12 美拉尼西亞群島居民失戀時會感到痛苦萬分，而民族誌紀錄裡的阿贊德人善良好客、感到憤怒時甚至希望復仇、使用具常識意義的語言進行交流，當然，走路也會跌倒。但人類學家發現，當阿贊德人面對這些情境時，他們認識到原因的多元性——白蟻蛀蝕糧倉支柱當然日久將會倒塌、腳趾踢到樹根而流血也是正常——但巫術「確定了其中一個原因具有意義」：糧倉卻在我乘涼時倒塌、流血卻化膿。13

---

[1] 阿贊德（Azande）為贊德人（Zande）的複數形式；本文以民族誌文獻中習慣用法「阿贊德」稱述。

如同對於美拉尼西亞群島居民來說，巫術並非蒙昧未開化的信仰舉動，而是帶有一定的理性程度，也相似於前述剛果地區的阿贊德人一般，透納認為非洲贊比亞的恩登布人（Ndembu）的思維「非常具有邏輯」，他們認為事皆出有因，每場災禍都存在其理由。在恩登布的世界裡並不存在「意外事故」的概念，而是堅信「各種災禍和不幸都源於某種神祕力量，而喚起並引導這些力量皆是有意為之的人」。[14] 這些災禍自然也包括疾病——恩登布人把「生病」這件事視為一種「不幸」或「運氣不好」。疾病在恩登布話稱之「奈松谷」（*nyisong'u*：複數形式則稱為「穆松谷」，*musong'u*）：某種理解的說法是，每個奈松谷「被賦予了獨立的生命」，在治療過程中會運用藥草的特性「使穆松谷感到噁心和焦躁，進而將它趕跑」。[15]

雖然疾病帶有不知名的神祕原因，但大多數都是「輕微的怨氣」，在早期階段可以交由當地的藥師協助處理，相對來說，會使用巫術治療的則是針對那些「一時暴怒或是因當面羞辱或長期積累的嫉妒而產生的怨恨」。[16] 除此之外，恩登布人認為肺結核（*musong'u wantulu*：胸部疾患）和痢疾（*kapokota*）是歐洲人帶來的疾病，雖然仍可藉由自身部落藥理學的方法治療，但較為嚴重的肺結核仍需要透過外地儀式，來安撫那些外來者（歐洲人）的靈魂。「恩登布人相信這些靈魂會在夜裡遊蕩，纏上恩登布人，使之劇烈顫抖並蝕食他們的肺。」[17]

恩登布部落的醫療方式和儀式具備一個共同的核心概念：即這個世界是「被一系列的力量所穿透」，只有具備專門知識的人才有能力「喚起這種力量為善或作惡」。[18] 因此，對恩登布人來說，「知識就是力量」此種認識論，帶來更具「深刻的現實意義」。[19] 例如，巫醫（*chimbuki*）熟知特定疾病的治療藥物以及這些藥物的特性和調製方法，使其得以喚醒（*ku-tonisha*）隱藏或沉睡在草藥中的能量。

> 在他們的醫學中，恩登布人認為當巫醫從樹上砍下藥材時，他的力量會透過右臂傳到斧頭上。這種力量能夠喚醒樹的力量。剝下的皮或砍下的樹根的味道、各種分泌物，也都被視為遭喚起的力量的表現。他們覺得每種樹都有在神祕力量掌握下所顯現出的「特性」。[20]

接著，巫醫會根據「對恩登布價值體系與象徵意義的感悟」，以及所治療的特定疾病、文化定義下的疾病意圖，將這些藥物安排成為一個連貫的結構，這種結構包括藥物、療程，以及治療過程中所有人共享的經驗，使得此一時刻具備了關鍵意義，「在時空中『在一起』的人和事物會獲得一種深刻並永恆的『神祕參與』」。[21] 如果在古典社會學的論述裡，我們因此確認了醫療機構的權力體制，那麼在恩登布的社會裡，這套文化機制並沒有遜色太多，甚至更具意義。這種從文化觀點出發的疾病治療術，不再是西方世界裡受治者接受治療者選擇藥物和調藥的處遇經驗，從而確立治療者的醫療知識權威；而是醫療處遇開展了部落世界觀和象徵價值，藉此共同分享了文化醫療經驗。也就是說，西方生物醫學體系從醫療標準化定義了疾病並加以治療，而恩登布社會卻是從疾病知識喚起文化力量並整合了世界觀，其中包含了祖靈或亡靈的騷擾、部落殖民歷史代價，以及疾病本體論。

例如針對某特定的嚴重頭疼疾患，恩登布人相信這是一種具有「黑色」特徵的疾病，因此需要以使之淨化的白色物質，和使生命力康復並且殺死疾病願望的紅色物質二者通力合作，使得病人「擺脫巫師的怨恨或惡意行動造成的黑色而導致的致命感染」。[22] 這種嚴重的頭疼疾患被描述成「聚集了閃電擊中茅屋時那種極明亮的光，既突然又帶來尖銳的刺痛」，因此巫醫會採用「被閃電擊中的樹來製作藥物」。並且在日出（太陽被視為一種「白色」可以聯繫藥效）和日落（疾病得以死亡、衰退或被殲滅）的時刻進行治療，並在病人頭邊撞擊斧刃，藉以從病人聚居生命力（*wumi*）的頭部，「喚醒健康的力量來反擊頭疼」。[23]

恩登布人治療瘋癲則分有輕重兩種進程。輕者由巫醫搜集特定植物的葉子和根部作為藥材，使得這一切變得清晰（因為瘋子是看不見東西的），某種在作戰時的增強藥物，能使人眼光清明（因為瘋癲之人雙眼昏花），並將一個藥罐放置山頂（因為病人無法平和做事，總是在空中、小山頂和樹上漫遊），另一藥罐則放置山腳下，兩藥罐中加入死豹身上的一部分（因為野豹就像瘋子般毫無理由殺戮），和其他類似理由的動物成分。接著讓發瘋的族人跪著，接手喝下巫醫所給的藥罐（順序為先喝山頂的、再喝山腳下的藥罐，以符合恩登布人治療哲學裡的方向），同時巫醫會用藥掃拂過族人的眼睛和臉，這個療程每兩天進行一次，直到病人表示康復。如果那些藥物無效，則進行重者，以「困擾儀式」來加以治療，這是設想「那些因瘋癲而死去的人的靈魂逮住了病人」，因此也要針對瘋人祖先加以治療。治療過程會先割斷山羊的喉嚨，並將羊血潑灑到藥罐上，病人要喝下兩個藥罐裡的藥，整晚也會由族人將藥灑在病人身上。族人們還會在山腳的藥罐旁擊鼓並唱歌，用以安撫發瘋的亡靈，停止困擾病人。[24]

上述三本關於巫術的民族誌紀錄，雖不及於專注在發生的脈絡以及這些脈絡多樣的背景因子，然而在此扮演著人類學文化醫療診斷的重要橋樑。對美拉尼西亞的島嶼居民而言，巫術賦予了反對或抵銷某種強烈情緒之目的，並且透過巫術儀式作為整合社會與延續文化道德的功能價值。在神話與自然之間，巫術展現出人類的「文化力量」，以補充對某些現象的解釋和理性控制。[25] 對非洲阿贊德人來說，巫術則是確定了一連串因果關係中某種特定或偶發情境，使得缺失的鏈結得到充分的解釋。[26] 而對恩登布人來說，這個世界交由有如實證般可理解的力量所顯現，並且透過解構的形式，對傳統思想和信仰加以分類並提出解釋，進而揭穿疾病或怨恨的真實特質並使之現形，最終採取行動加以抗衡，於是這個世界不再因未知而感到恐懼。[27]

在美拉尼西亞的初步蘭島民與非洲阿贊德文化的巫術世界觀中，並不會區分我們熟悉的自然／超自然，或是理性／非理性臆想。在阿贊德巫術解剖實作中，阿贊德人的巫術醫療概念在實證性經驗中再現了自然秩序的參照體系。[28] 而恩登布人對於疾病的理解和治療方式更是將患者置於他的生命世界之中，透過自然世界的顏色分類與文化的象徵力量，共同作為治療疾患的經驗結構。這些面對文化主體的主觀經驗，甚至是患者自身敘事內容，愈發接近現代醫療人類學的核心議題。甚至，巫術的行使或是疾患治療皆展現了部落的文化醫療處遇，使得個人的期望和努力、部落社會所發生的意外與解釋，乃至這個世界所面臨的威脅及其運行方式都含納其中，初步蘭島上的西班牙大流感、阿贊德人相信「歐洲醫生的工作就是使人生病」，或是恩登布社會對於歐洲傳入的肺結核疾病，試圖透過外地儀式來安撫歐洲人的靈魂，都暗示著部落疾病與殖民歷史的關係。[29]

醫療人類學的文化觀點

現代醫療人類學總是包含兩項彼此關聯的主張。首先是強調「患者主體」觀點，批判過往醫病關係下，生物醫學作為醫療觀點的唯一發言權地位，其中包括對理性、醫療科學、信仰認識論等權威的挑戰，進而提出病患主觀的經驗敘說。

古德在其著作《醫療、理性與經驗》中指出，醫學院的病例陳述演練，包括巡房、書寫的權威等，使得人原先才是患病主體，結果卻變成是疾病的場合，而非能動的敘說者——或按傅柯的說法「知識與治療都被化約為權力的運作」。這導致了患者在診間言談病情不只是語言表達形式、思考世界的方式，卻同時涉及強有力的行動方式：導向醫療程序、專業技術、藥劑知識，甚至臨床醫療處遇的專責權力。結果是，在這套訓練體系之下，醫學院實習生愈是信任主治醫師，對於這套處遇系統便愈是不置可否，且如此一來，強化了臨床醫學的主要任務便是「理解診斷背後潛伏的疾病實體，以及旨在介入疾病機制的理性手段」此種認識論。[30]

古德指出，親人的死亡儀式與家屬服喪的悲傷經驗都在某個時刻同時進行著，但後者（即「貼近經驗的悲慟描述」）卻往往無從得知。「敘說」自身使得經驗得以表達和陳述，但經驗卻遠遠超過對它所做的描述；因此，敘說也使得事件被賦予了某種意義而連貫一致的秩序。在該著作的第五章案例中，患者努力地為他的嘴部抽搐疼痛安置意義的所在——過程中三位牙科醫師陸續都將其診斷為「顳顎關節障礙」（TMJ disorders），然而對於患者來說，「在這個疼痛的世界中，躲藏著一名怪物正在撕裂患者的身體。」[31] 相似的領悟也出現在凱博文的《道德的重量》討論中：一名二戰退伍軍人在他六十歲時由妻子建議接受治療，他表示對於當時在戰場上的殺戮行為感到嚴重的罪疚。二十年後凱博文寫道：「他（當時）帶著不愉快的心情結束治療。他希望我能夠感受他的感覺：讓他感到痛苦的並不是病痛，而是發生在他身上的悲劇。」[32]

文化心理學家布魯納以為，敘說是現實的一種建構形式，人類透過敘說來組織他曾經發生過的經驗和記憶，不像科學的目的在於排除錯誤，敘說則是建構了「貌似真實」（verisimilitude）——按古德的說法，「生活世界透過敘說而獲得重新建構。」[33] 敘說或許對科學家來說並不重要，然而如同人類學家所堅持認為的那樣，敘說會逐漸增加它的豐富性，最終創造出一種被指稱為「文化」、「歷史」，或是較為鬆散定義下的「傳統」。[34] 布魯納指出，人類學家已經自文化的實證描述轉向尋找意義的詮釋，這種意義不是人類學家以一位局外者的身分「在假設條件下」（*ex hypothesi*）所施加的意義，而是作為一名在地參與者，沉浸在文化自身過程中所協商出的意義。[35] 布魯納的觀點確切地再現了詮釋人類學的主張；這種主體敘事架構相當接近葛茲式的深描：「意義如何在病患的敘事中被創造。」因此，我們可以同意「身體成為現象學式的自傳」這種說法——敘說話語給出了個人對疾病、病痛、不幸的患病經驗，也勾勒出身體之外「關於世界的具體異源性看法」。[36]

這項「現象學共病與併發」（phenomenological comorbidity and complication，我的說法）的理解方式，不僅呼應精神疾病患者的經驗樣態，更是轉身向現今臨床醫學的診斷與治療提出一連串的詢問：我們如何解讀精神疾患？這些包括幻覺妄想等疾病徵候與患病的經驗樣態帶來何種不同於心理病理學的詮釋可能性？這些多樣異質的臨床徵候的意義是什麼？甚至，思覺失調症的異質性可以給予當代文化與社會何種啟蒙？一如德勒茲和瓜達里在《反伊底帕斯》著作裡，描述思覺失調症患者被謳歌為「不害怕追求欲望的真英雄」，或是被認為「象徵著對理性主義社會權力的有創意起義」。[37] 或許，最終精神科醫師在診間面對這群不符合臨床醫學下「理性」、「正常」等定義的對象，在其面前侃侃而談或是狐疑排斥地回覆幻聽內容，不只是一位「病患」，在人類學式理解下，也可以是一位「來自不同生活文化經驗族群」的敘說者。

這是為什麼現代醫療人類學應用自我敘事來作為理解精神疾患住院患者的方式。患者的生命敘說不只是傳遞話語內容的表面意涵，而是揭露了敘說者自身對於現實經驗、妄想、創傷，與文化價值等更為深層的認識，甚至透露自身潛意識裡脆弱、無助、陌生、極端恐懼所壓抑下的意象。它開展了心理病理、精神分析、現象學心理學分析的可能性。其中若干患病敘事著重在衛生信仰和習性的描述，以及患病內容的一般性分類，藉以表達精神疾病患者的生病經驗如何與既有的醫療診斷體系造成治療關係上的衝突。[38]

結果是，臨床治療者忽略了生病者隱匿的憤慨（secret indignation），卻透過一種控制性的醫學凝視，將患者這種主動的抗議形式，解釋為受疾病打擊而導致「心情崩潰」的被動表現。[39] 國內學者彭榮邦和翁士恆在共著文章中則是借用「意向性瓦解」的概念（disruption of intentionality）指涉醫病會談中，醫師與患者在看待疾病時，「彷彿身處於兩個世界」，前者將後者的生病（illness）經驗轉譯為生物醫學觀點，標定疾病（disease）進而給予醫療處遇。[40] 漢恩在其著作《疾病與治療》中，批判生物醫學觀點「有效地保持治療者自身與疾病和病人苦痛的距離」，使得治療者在面對疾病的恐懼與不安被排除在外。[41] 擴大此一觀點來看，醫病之間的關係不僅涉及雙方對於疾患徵候的認識和經驗，同時受到所處環境條件和社會文化力量的影響，讓患者進入生物醫學情境，並且生產出相關的社會秩序。[42]

這使得患者觀點往往牽涉醫療人類學的第二項主張，即如何將精神病理的認識納入在地文化之理解，藉以強調來自自身社會文化的患病觀點。例如，「情感平板」可能是因為思覺失調症的負性症狀，有可能由於藥物副作用或是其他情感性疾患所致，也有可能是因為患者長期住院環境刺激不足，或是意志消沉而放棄人際互動，也有可能是他正在測試醫療團隊，甚至這一切都若干程度涉及多方因素，又或者這是來自族群文化的特徵與要求。[2]

一如人類學家歐德娜指出，在喜馬拉雅山區擔任挑夫工作的雪巴人（Sherpas）相信，親友遇難時必須忍住悲傷以便幫助死者轉世。當西方登山客視「登山」為一項挑戰活動並為此賦予了「勇敢」、「冒險」的西方價值，因此指責雪巴人在面對困難和危險時過於怯懦，或是在面對親友罹難時過於冷漠。[43] 因而，過往心理病理學經常以「情感平板」指稱思覺失調症患者看似毫無情緒或欲望，但事實上，透過這種文化經驗的詮釋可以釐清患者有能力意識到自己的疏離感，同時可以表現出一定程度的深思熟慮，而非依賴直覺或情緒指引。又或者在達斯的《生命與言說》一書中講述了一則在印度–巴基斯坦分治期間性別殘害的文化回應，受強暴婦女的周遭男子展現出氣憤、憤慨，甚至受辱，而不是同理支持。[44] 換言之，文化經驗決定了情感的表達方式，而其中殘忍的暴行、道德、純潔的概念、民族名譽與國家法律，都接合在一起。

此外，在序文提及凱博文等三位作者的共同論文中，認為文化觀念影響了誰去求助醫學治療的幫助、疾患原因、在什麼階段，以及預期獲得什麼處遇效果等。三位作者因此反對「醫學中心論」（medicocentric）裡生物醫學旨在對疾病提出確認與治療處遇。[45] 他們並以台灣為例，強調患者往往要求西醫給予針劑而無需在病情上多做解釋，對於中醫則期待給予中藥草，在討論病徵後對飲食養生加以說明，而更有興趣於民俗醫療的回應，期待給予個人或文化上的解釋。患者面對這三種不同治療概念能自動轉換關於病情的關注重點；同時，若發生治療糾紛，西醫最常面臨法律訴訟，相較之下，民俗醫療卻很少因此被提告。[46] 換言之，患者會根據在他的文化概念下，自己對於該疾患與治療所持的觀念，決定

[2] 有關思覺失調症負性症狀是否可能為長期藥物治療的結果，見 Alanen et al. 1986。

何時以及如何求醫，並且根據自己的想法與醫療診斷做出反應。

時至今日，當代民俗醫療實作「逐步有著與西方／生物／現代醫療並存協作」的傾向，而精神科醫師在面對患者的妄想系統，特別是涉及民俗信仰內容時，也愈來愈擅長運用常民語言「那神明跟你講了什麼？」這類的問診技巧。與此同時，醫護人員也逐漸可以接受宗教人員進入病房，並且學習「以對方的宗教及信仰的語言和家屬溝通」。[3] 甚至，目前台灣醫學界具備中醫訓練的醫師或是具有西醫訓練的中醫師的例子也多有聽聞，帶給不同醫療哲學之間對於治療的認識。在急性病房裡，我詢問一位具有中醫訓練的精神科醫師：「為何相同的精神藥物成分，某些藥廠製造出來的治療效果總是比其他藥廠好？」這位醫師回覆：「就像煎煮中藥材時必須掌握火候是同樣的道理。」這句話的意義在於醫師不單單展現了自身中西醫學訓練的經驗，也會根據詢問者與她共享的文化概念做出回應。這種對話的結構甚至比起人類學家來得更為複雜。

但無論如何，就凱博文的觀點來說，病人與醫生之間的互動關係在不同的「解釋模型」（explanatory models）中進行，並且不同的醫病關係形塑了各自的「臨床現實」（clinical reality），這種臨床現實會「因社會處境以及醫療形態而改變」。47 其中，凱博文反對生物醫學的解釋模型所構成的臨床現實——即認為疾病位於患者的體內，因此護理是對患病器官的治療，從而排除了道德、美學、宗教、政治和社會組織。48 同時，凱博文在另一篇評論中更明確地反對醫療體系使用「自然／文化」二元對立的分類模式，他以為固然在台灣的醫療體系中，具備如中醫的「自然主義病因學概念」（naturalistic etiological concepts）和道士的「個人主義模式」（personalistic models），但其他如算命、解籤、面相、中藥，經常綜合了「自然／文化」二者觀點，甚至乩童會運用陰陽、風水等概念來詮釋人生際遇中更廣泛的不幸經驗，而非僅僅針對疾病。[49]

在這個面向上，疾病並不是個別事件，而是牽連著個人、環境，和社會文化的議題。這種想法最早可以追溯自二十世紀初克雷佩林開啟的「比較精神醫學」（comparative psychiatry），而後在一九三〇年代歐洲地區進行精神疾患盛行率研究，「藉由比較各國疾病發生率，以確定各種精神疾病之發生狀況。」[50] 隨後美國和日本陸續加入此一調查，而台灣則於二戰後一九四六年開啟了後來稱為「福爾摩沙研究」（Formosan study）。此一跨國研究計畫影響了一九五〇年代的「精神疾病流行病學」（psychiatric epidemiology）的興起，以及（一般來說）六〇年代的文化精神醫學研究。[51]

「福爾摩沙研究」共有三個時期：先是兩年的調查（一九四六～一九四八），共計收案近兩萬人；接續是以台灣原住民族作為文化比較的對象（一九四九～一九五三），共計

[3] 在此謝謝審查人的意見；同時見林憲 2007: 39。

調查一萬餘名。就在福爾摩沙研究啟動調查計畫的十五年後，同一調查團隊再度進行調查（一九六一～一九六三），此一階段共計近四萬名民眾參與研究，其中有近一萬名為外省族群。[52] 根據林憲的說明，「福爾摩沙研究」的內容涵蓋了精神疾病盛行率、病程及治療等面向，已具備比較精神醫學研究的內涵——事實上，甚至可以視為台灣文化精神醫學的濫觴。[53] 此三時期的「精神疾病罹患率」調查研究結果，最大發現是社會環境因子顯著影響了精神疾患的發病和病程——台灣在戰後至一九六〇年代罹患精神官能疾患（neurotic disorders）在社會重大改變的時代背景有明顯上升之勢。這種相關性在日後七〇年代和八〇年代研究中發現持續存在甚至加劇。[54][4]

在特定社會文化方面，例如日本文化社會的「對人恐懼症」（たいじんきょうふしょう，Taijin Kyōfushō symptom），患者因為感到害怕而藉由「難聞的體味、口吃使得他人感到不安」，透過此種引起他人不安的羞恥感的方式，對他人進行主動式責難，迥然不同於恐懼症患者是擔心受到別人的批評。[55][5] 或者是台灣社會對於「進補」的觀念以及認為「腎虛而產生縮陽症（Koro）與畏寒症（Frigophobia）」，皆與我們自身傳統身體觀及疾病觀有關。反過來說，一個人的社會階級、性別、膚色可能成為社會選擇壓力，進而影響到這個人是否接受精神治療、何時進入治療，以及獲得照顧的品質。[56] 舍柏–休斯和洛克指出，愈來愈多臨床工作者因此求助於醫療人類學、文化精神醫學、醫學社會學等學科，以助於理解個人健康、身體政治、社會文化，與疾病之間的相互作用：「個體的身體應該被視為最直接的、最接近社會真理和社會矛盾的場所，也是個人和社會抵抗、創造力和鬥爭的場所」。[57]

一九八〇年代由凱博文為代表人物的「文化醫療體系」觀點，以「意義作為核心原則」此一思考，疾病成為一項在地文化下的解釋模型。我們可以這般對照回顧：在第一章裡雅斯培的詮釋心理病理學，認為妄想的生成與內容對患者主觀經驗來說是具備邏輯與意義的，而凱博文等人的醫療人類學主張的是，疾患在自身文化道德下形塑了對患者的意義。這是因為人們所身處的社會文化道德對於疾病的概念、觀點和價值，會影響社會成員對於病源與醫療資源的接觸形式，同時社會文化條件界定了疾病的影響程度和因應的醫療措施。[58]此一觀點強調文化價值和社會關係如何形塑患者的身體與病痛經驗，同時將此一疾病置於在地的道德世界之中。[59]或者以古德的說法：「醫院不僅是建構和治療醫學化身體的場域，也是道德劇碼的場所」。[60]這種說法不免讓人想起葛茲著名的鬥雞論文中的「深度劇碼」

[4] 其他發現有「精神分裂症」在台灣原住民族之間較少發生，應是「由於部落內的民眾關係親密，從而對精神分裂症產生預防的效果」，但癲癇和腦器質性精神病卻相對較多（見林憲 2007: 148-51）。

[5] 同時見林憲 2007: 102-7 以及第三章；不過林憲並未提及「對人恐懼症」患者因害怕別人批評，而以體臭或口吃使人感到不安的「主動式責難」。

（deep play），使其以一種「直接理解在地心智（mentality）的內在視角」，看見文化如何形塑峇里人理想化自我的過程：「在鬥雞中，人與獸、善與惡、自我與本我、男子氣概的創造力和放縱的獸性般破壞力，都融合成為一幕憎恨、殘酷、暴力和死亡的劇碼。」[61] 於是，不管是精神醫療或非典型治療，其治療目標以及伴隨而來的解釋模型，都與社會文化下的理想個體概念連結起來，提供了一個人生病經驗的詮釋。

確實，從文化視角探討健康在社會文化下的意義，指涉了有關疾病的文化概念化以及社會建構過程。凱博文在〈醫療體系作為文化體系的比較性概念與模式〉一文中關於醫療民族誌研究的訴求：「用人類學概念和方法挑戰傳統的生物醫學範式，從而對社會上的疾病和治療有更廣泛和包容的理解。」[62] 作者在該論文中認為社會上有關健康、疾病和醫療照顧各方面可以被銜接為文化體系，使得社會文化體系的意義和行為規範可以依附在特定的社會關係和機構設置之上。[63] 這是凱博文所主張「文化醫療體系」的立場，這種觀點認為患者成為疾病的載體，並且此一載體在各自文化被個體所經驗、被所身處的社會道德所因應、被醫療標準化所診斷，最後交由他的社會醫療文化所治療。

一九八〇年代後期醫療人類學的研究旨趣則逐漸轉向全球體系的分析和批判，例如全球政治經濟力量如何影響地方健康衛生和醫療體制，其中包括對「醫學」、「臨床」應用和威權。例如，強調透過跨文化的不同醫療處遇，藉以說明疾病概念深受在地醫療文化觀點影響。漢恩以當初仍施行種族隔離政策的南非示範說明：統計學上證實，黑膚族群不論在公共衛生、醫療資源、教育機會等方面，比起白人較難獲得相對資源，並且表現在黑膚族群的平均壽命、疾病致死率、嬰兒死亡率，乃至可支配收入、失業率、識字率等相對應的結果上。[64]又或者，文化期望下對於疼痛的看法也使得不同社會文化下的女姓分娩受到不同的照顧模式：在荷蘭，分娩被視為一件健康的事，人們相信分娩婦女最能掌握疼痛的程度；在瑞典，分娩婦女會在醫院被告知有哪些麻醉藥可以使用，並且由她們選擇合適的藥物；在美國，分娩則被視作一件醫療事件，因而交由醫生端視分娩婦女的疼痛程度，來決定是否需要使用麻醉藥。[65]

總括來說，今日醫療人類學訴求跨文化概念介入現代科學醫療場域，強調在地患者的社會道德與治療經驗，以彰顯身體政治與疾病倫理學，然而我認為這同時也帶來兩項極端發展方向的風險：一方是以民俗醫療取代生物醫學解釋模式。其中，民俗醫療的致命傷不在於它提供一套自成一格的哲學世界觀（生物醫學觀點也是如此），而是它無法擺脫宗教道德如影隨形的約束，導致患者落入一套絕對相對主義下的命定窠臼，造成患者在認識疾病時更大的困擾，甚至拒絕與臨床病理學對話。比起疾病診斷標準化的生物醫學霸權，民俗醫療的權力或許來得相較幽微，但它的影響力卻可能因此更為深層更加無遠弗屆——患者的精神處境有可能受到良心不安所籠罩，更無法逃脫內心譴責而抑鬱一生，又或者一旦治療論述進入慈悲、貞潔、善惡等宗教道德的標準範疇，或是因果、業障、報應等病因結構，強調個人內在修養和陰陽和諧，患者缺乏言說的語言來排除「自食惡果」輪迴論，更遑論以法律訴訟處理外部世界的治療糾紛。並且這套宇宙觀論點有可能滿足了西方學者想像中的古代東方神祕主義式美學——以東方的互補調和哲學觀，來反駁西方二元論中將精神和物質、心靈和身體予以分開的論點，無疑是另一種作為反對啟蒙理性主義的「鏡像他者」。

另一方則是致力於原始科學的現代化證明：將部落傳統生態智慧交予「科學化」——某族群世代相傳的治病藥方如何呼應現代醫學藥物成分、某部落驅巫祕笈的科學根據、原始禁忌在現代生活裡的合理證明、儀式物件繁瑣卻不帶隱喻性質的「道德價值」內容，或是薩滿的迷亂恍惚狀態如何進入非科學性世界，但最終卻又回到感官知覺的論述等。這些試圖努力將部落傳統智慧予以理性化論述，使用科學語彙來理解「奇風異俗」，並沒有真正增進對原民的「文化理性」認識；而擁抱現代科學進而證明自身的文化慣習並不落後原始，卻是突顯了原民族群長期處於邊緣位置的政治經驗。

甚至，前述這套交由醫病關係所形塑的「臨床現實」論述，在同樣具有醫學教育背景的人類學家陶西格看來，所謂的「現實」既是交由文化、信仰、財富地位等價值符號所定義，也是由權力和控制所定義的。因而，醫病關係先是將醫療專業預設為「健康照顧的提供者」，接著讓人們相信這群健康照顧者合法擁有醫療知識和權力的獨占權，唯有他們才能執行這項健康照顧。對陶西格來說，這是一種頗為奇怪的醫病「同盟關係」，因為在現實上，我們看見的總是一方成功地操縱著另一方。其中重要議題便在於「臨床現實」突顯了權力、疾病的定義、失能程度的爭議：在醫病關係中，「控制和操縱的問題被仁慈的光環所隱蔽。諮詢和療癒都在私人和個別環境中進行，而疾病和療癒的道德存有則被自然科學模型給隱藏起來了。」[66]

陶西格認為今日的醫療機構正前所未有地關注健康裝配線的合理化和成本計算。如果無法釐清現代醫療科學並非臨床現實的文化建構，而是商品化現實的臨床建構和再建構的話，那麼所謂的「人文醫療」(humanistic medicine）僅是一道偽命題。[67] 這篇發表在一九八〇年的期刊論文，今日看來不僅因醫療機構運作成本的考量，直接影響醫院聘僱人員(不足導致「血汗工作」(見本書第五章)，生物醫學診斷與製藥產業二者關係顯得更為密切，直接衝擊的正是關於「健康」的定義與權力，這使得「推動日常生活日益醫療化的，不是出於人道主義或利他主義的關懷，要去減輕眾人的精神痛苦，反而是資本主義（底下的製藥產業）的競爭使然。」[68]

文化概念下的疾病處遇

本章前半部描述了非洲贊比亞的恩登布人相信這個世界分布著不同力量——來自殖民時期的歐洲亡靈騷擾著族人、沉睡中的治癒力量需要被喚醒、聚集於頭部的健康力量得以抵抗如閃電般刺目的頭疼。透過人類學式的文化概念化，我們能理解某一群人的信念，以及對於意外或疾病的獨特處置，並且這一切按照他們的邏輯、訓練或文化知識進行他們認為妥適且應當的做法，從而達成預期目的。相對於初步蘭島嶼的巫術、阿贊德人對於現實的體認，以及恩登布人的醫療概念，表達了各自文化對於日常作息、意外和疾病的詮釋，精神病院裡的患者在精神疾患影響下的失序行為，以及生物醫學因應這個失序所做的醫療處置和所抱持的觀點，是否透露了某種特殊的臨床醫療現實？就此，本章後半部闡釋醫療人類學觀點，強調患者主體敘事與疾病的文化醫療解釋，藉以幫助我們以文化診斷的角度，探討本書接續章節中精神病院的臨床文化，以及患者在臨床場域的病徵表現及意義。

綜合來說，無論是妄想的思緒以及接續的行為反應，或是部落巫術的行使和疾患治療，它們最重要的特徵並非是關於那些怪異內容，而在於「臆／術」都提供了某種層次上的意義，因而緩解「超聯想」（apophany）所帶來的抽象緊繃性，或者更直白地說，臆想內容或是治療儀式都具備安撫生理性緊張與無法遏止的自動思緒的療癒效果。[6] 雅斯培在《精神病理學通論》提供一段關於「關聯性妄想」的描述（delusions of reference；在DSM-5中則稱之為「關係妄想」，referential delusions）：

> 一位病人注意到咖啡廳服務生每次從他身邊走過都會走得特別快和神神祕祕。街上的一切都變得非常不同，看來有什麼事情將要發生。一位路人用非常刺探性的目光看了他一眼，他猜對方可能是一個偵探。然後他看到有條狗看似受到催眠，樣子類似是橡膠製成的機械狗。許多人都在行走，肯定有某事準備對他不利。所有雨傘都嘎滋作響，好像裡頭藏了什麼機關。[69]

這類病人經常有一種「我注意到有什麼不尋常的」，但又說不出為什麼他們會注意到那些事和疑心些什麼；每當「關聯性妄想」出現時，病人們總是更為清晰地明確其意義。[70] 這是因為病人滿載著意義感卻又感受不到任何特定和具體的意義，因此我們也許可以把他們在「超聯想」時刻經驗到的符號稱為「符號的符號」，而這些無處不在的符號的唯一指涉，

[6] 將apophany在此意譯為「超聯想」，係根據德國神經學家康拉德的定義：「一種對所見事物無緣由地伴隨著對異常意義的獨特感受」（1958），見https://en.wikipedia.org/wiki/Apophenia。同時見Sass 2017[1992]: 40。

看來就僅是意義感本身。[71] 在該書中，雅斯培記錄了一位受苦於思覺失調精神症狀的十七歲少女，在康復後講述這種「自我聯想」（self reference）：「我將所有事情的關聯性都轉向自己，彷彿它們就是針對我而來的。人們沒有看著我，卻好像他們正在跟我說，我糟糕到別人都不忍直視。」[72]

這種「關聯性妄想」的定向思緒一方面透露出病徵的內在邏輯性——「這個世界的一切看似神祕卻從來不含糊，所有事物看來虛無縹緲但絕非不顯著。這樣的世界裡一切事情皆可解釋，所以沒有事情是偶然的，也因此他們是蓄意的」。[73] 心理病理學提供了此種關於妄想的內在邏輯性：

> 姿態和模棱兩可的話語都足以提供病人「心照不宣的暗示」（tacit intimations）。各種各樣的事情都被輸送給患者。對於「這把康乃馨很漂亮」或「這件衣服很合身」之類的話語，都會讓病人覺得彷彿是有什麼特別的東西要告訴他。「這是因為一切都正在刁難我。」病人抵制任何試圖解釋這些事情的巧合。（……）這些「惡魔事件」幾乎肯定不是巧合。馬路上的撞車顯然都是蓄意。肥皂現在被放在桌子上而不是放在原來的地方，根本就是一種侮辱。[74]

另一方面，從醫療人類學的論述裡，我們了解到患者自身在社會關係中的痛苦，並且提供有助於減少在臨床場域裡醫病誤解或衝突的文化知識。這其中，凱博文的「解釋模型」協助了疾病在社會網絡、文化信仰、經濟或宗教下的解釋，以及患者所採取的特定治療方法和生物醫學診斷相關的條件。在《重新思考精神醫學》一書中，凱博文強調「文化模式可能涉及神聖或世俗的原因和治療；患者傾向於將個人痛苦與社會環境聯繫起來」。[75] 而臨床現實——一種由治療者和患者在互動中共同建立的特殊醫病關係，協助受治者完成治療目的——彰顯了在社會結構下的個人疾病經驗，如何穿梭於自身文化生命和精神健康專業之間。[76] 特別是借重跨文化的醫療民族誌研究，使得我們可以看見個人在其族群文化下的受苦經驗，從而對於以生物醫學取向的精神疾病解釋提出不同的見解——精神疾患是真實存在的同時，也是疾病經驗與社會關係的結果——跨文化民族誌為文化精神醫學提供了不同的理解概念和調查方法。[77]

精神病診斷意味著將某些形式的人類苦難默認為是一項醫學問題。……在許多北美原住民部落裡，死者的靈魂呼喚著生者加入來世的聲音的聽覺體驗，是喪親過程中觸發悲傷和失落的普遍經驗。這種經歷並不預示著任何可怕的後果，例如精神病、長期抑鬱症或其他喪親併發症。因此，將這個文化社群中這些正常聽覺體驗系統性地解釋

> 為「幻覺」，以便於指涉在臨床意義上的異常感知，但對這些人來說卻是一種無效的詮釋。……精神病診斷的有效性不僅是用來確認觀察結果的解釋概念，它也需要對特定社會系統（村莊、都會醫院、研究實驗室）中確認觀察結果的意義。[78]

凱博文以為，臨床工作者需要在治療系統分類中重視患者的疾病敘說，協助在診斷過程中判斷「具有特定原因、可理解的病理生理學和可預期過程的疾病」。[79] 而在朝向這項治療目標時，人類學訓練將有助於培訓工作團隊的臨床實踐：由於精神科醫師必須區分正常與異常、妄想與幻覺，並且確定症狀的含義、嚴重程度以及它們對生活品質的影響，而民族誌本質上正是一項詮釋學訓練，它將有助於加深和拓寬精神科醫師的解釋工作，並且幫助臨床團隊應用於診間和病房的晤談和溝通。[80] 因此，跨文化比較觀點的民族誌調查可以在精神醫療場域中，協助評估文化規則對異常行為的影響，並且為臨床工作者提供患者與照顧團隊在精神病院的文化模式，描述臨床生活中的互動交流。

整體來說，本書第一部分嘗試在精神疾病診斷或紀錄裡，指認患者在心智疾患光譜上的位置進而檢討醫療處遇，並且針對醫療管理體系或全控機制提出批判，同時藉由民族誌調查、臨床紀錄、晤談資料來理解患者主體在思覺失調處境下的心智與行為之意義，以及臨床工作人員在醫療場域中，如何照顧患者與管理生活作息，因而形塑一種特殊的精神病院文化。在後續的章節中將以此一「臨床文化體系」概念，結合凱博文的「文化醫療」兩項觀點，探究臨床文化如何帶著它們獨特的社會實踐形式——病患行為、診斷和治療目標，和各個臨床專業職責——以各自不同方式表述「臨床現實」，並且將這些診斷知識與治療行動的意義如何相應於不同形式的現實之中，藉以釐清精神疾患臨床醫療場域的整體意義。

第二部分

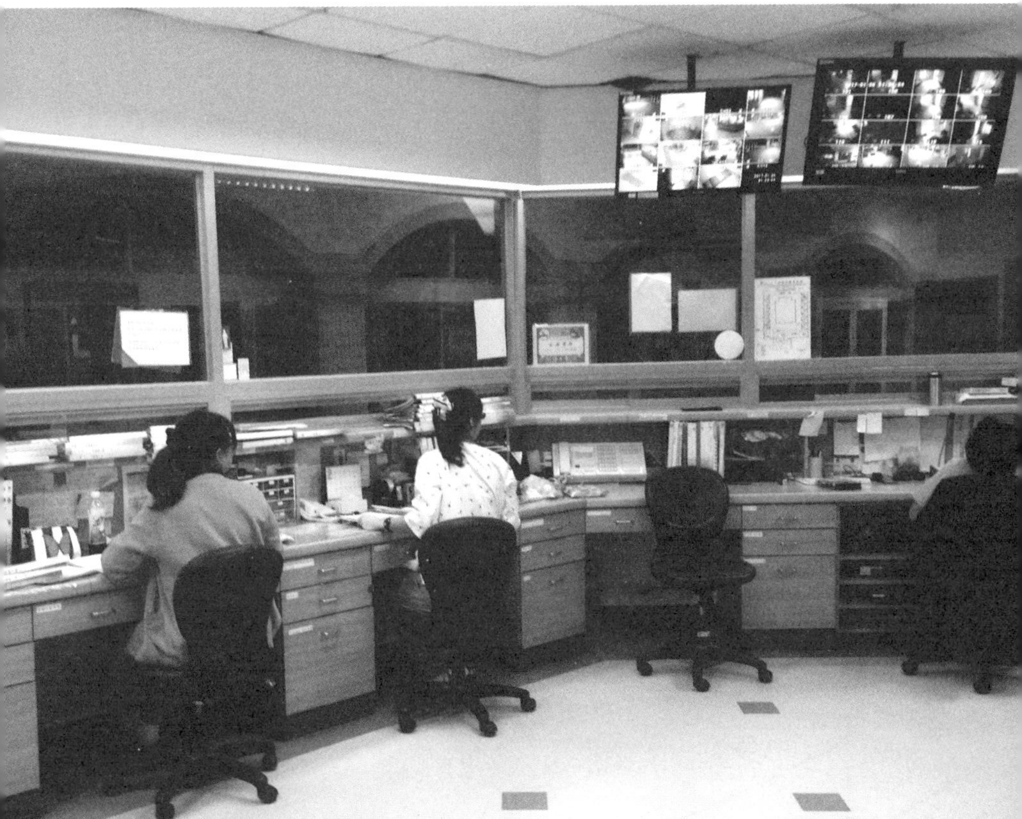

急性病房護理站小夜班一景，計有兩名護理師和一名照服員。在照服員上方是病房的監視器畫面。（照片由作者提供）

四　臨床作為文化體系：精神病院的安置與處遇

要理解部落居民內心生活的形式和壓力，並不像是完成心靈上的感通，而比較像是去掌握一句諺語、領略一個暗喻、看懂一則笑話，或者如我曾經提議的：讀一首詩。

——克里弗德．葛茲，《地方知識》（二〇〇二〔一九八三〕）

這個章節延續第三章裡凱博文提出的「臨床現實」與「文化醫療」兩項概念，以自身工作的精神病院作為臨床民族誌的調查場域，從而提出「臨床作為文化體系」這個觀點。這其中具有兩項企圖：一方面，再現凱博文所批判以生物醫學背景下醫病關係所形塑的「臨床現實」，順應這種解釋模式所做的醫療處遇，進而彰顯一個讓人不假思索地遵從的規範。這些規範正是來自背後一個特殊的臨床知識以及擁有此一知識所賦予的專業職權，決定且定義了這個社會對於疾病的認識、態度與治療方式。另一方面，呼應凱博文的醫療人類學觀點——文化「形塑了健康相關的信念、行為與價值，並且影響了診斷、處遇和照顧」——

患者生活在這種臨床文化之下，內心感受是一種面對不幸而必須接受的無力感，以及對抗疾患的被動處境和無奈。[1] 同時，它也彰顯了背後更為龐大的社會文化（包括若干程度的汙名化）和專業期許等問題（此一部分見本書第六章）。

在這兩項主張的基礎上，臨床文化體系——在本章中稱之為「雙軸線醫護模式」——說明在精神病院的臨床現實中，精神疾病患者如何被安排入院、接受治療與照顧模式。在內容上，本章先後描述急性和慢性病房的日常生活，接著透過葛茲的一則民族誌紀錄說明「文化體系」的衝突特性，最後回返精神病院的臨床文化特性，希望能夠在精神醫學和疾病的社會文化脈絡兩種主張之外，開展一條關於臨床文化照顧研究的不同論述。

入住急性病房

二〇一四年四月某日臨床日誌：

今日醫院護理站五點交接班時，我陪同護理師送飯盒進保護室裡，裡頭躺著一位自閉症加輕度遲緩的年輕人，因沒趕上職能治療師外出活動，在病房裡惱怒地拿著拖把攻擊護理人員因而被送進這兒。年輕人的身材逃脫智能發展的侷限而幸運地獨立成長：一百八十幾公分，體重超過一百公斤。聽說花了十幾位照服員和院區壯丁才把他壓制扭送進來保護室。一整天病人們都在說這事。

這會兒一名護理師端著飯盒，另一名護理師拿著藥和水，以及一串鑰匙，把門開了。我則尾隨她們進去，顯然僅是因為我是當時護理站唯一的男性。「必要時你得保護我們。」其中一位護理師說這話時，我禮貌性地應答說好。我想像這百來公斤患者若是突然起身揮拳攻擊，要不我對於自己的能力過於樂觀，不然便是這兩位護理師知道的太少。

先前醫護人員才剛更換過便桶，保護室意外地沒有過多刺鼻氣味，畢竟吃喝拉撒都在這兒。溫柔的護理師呵護他先吃藥，年輕人駑鈍地從地上床墊爬了起來伸手接過四顆藥丸，和著開水仰頭一沉，接著張口舌頭往上接受確認，非常一氣呵成地完成要求動作。護理師遞去飯盒好心提醒年輕人：「○○○你要乖啦，好好在這兒待著。」年輕人似有所悟以一種輕度遲緩的動作把飯盒開了，大口大口執念地扒著飯。「○○○你慢慢吃……」我和這兩名護理師圍繞在這名蹲坐地上的壯漢周圍，站立著看他用雙倍狼吞虎咽的舉動扒著飯盒，不時肉排沒能夾成功，或是飯粒掉出又被撿起時，飯盒裡的菜湯傾溢到白飯的格子裡。「○○○你慢慢吃，不急，時間很多。」連我也禁不住這種景象的折磨。「你吃小口一點嘛。」護理師接應著說，隨即轉頭向另一位護理師描述年輕人的排便量。

沒多久，這個飯盒只剩幾絲不值得費工夫挑起的菜渣。「我要吃泡麵……」年輕人說了幾回我們才懂。「〇〇〇你要答應我不能大吼大叫，宵夜時我再泡泡麵給你吃。但是還是在這兒吃懂嗎？你要乖我才讓你吃泡麵。」那護士哄著他。年輕人說好。我們出去又把門給鎖了刷卡進護理站。

患者入住精神病院急性病房的途徑大致上有幾種方式：救護車或警察強制送醫（其中包括藥酒癮）、他院轉診、自家慢性病房轉入、家屬陪伴就醫、自行步入診間（outpatient clinic，簡稱OPD）等。轉進來急性病房的原因不一而足，包括諸多因素導致長年情緒不穩而家人乏力照顧、症狀干擾嚴重、認知能力或智能較為不足，又因症狀干擾而具有危險的自傷或傷人行為，但也有非症狀因素如慢性病房裡私下的金錢交易糾紛，恐引起病房人際關係危機，因此自願或不自願地接受轉入急性病房的安排。特別是後者這類違反病室規則轉入急性病房，藉故逃避院區借貸糾紛的住民，待出院時通常會主動要求安排到不同院區的慢性病房。

如果是新進患者（譬如自他院或門診轉入），醫師、主責護理師、社工師、心理師等，會與患者和陪同家屬初次晤談（intake），並且將初發病時間和混亂行為、婚姻狀態、受教育程度及學業表現、家庭關係、精神病史、其他內外科病史等患病經驗，以及用藥內容、有無物質濫用，外加生命徵象、身體評估等資料記載至病歷紀錄，隨著多年住院時間的積累，一位病人的病歷資料可以想見非常龐大。幾年前隨著院區住民日漸老化，送進急性病房的個人病歷資料日漸增多，原先的一吋厚資料夾已顯得力不從心，悉數換成兩吋半規格的新資料夾才能應付厚重的紙本病歷紀錄。這也使得每天晨會交接班時，兩名大夜班的護理師無法以原先人力搬運的方式，得改用推車裝載病歷資料進討論室。

以下幾則去除個人資訊的病歷內容，說明患者轉入急性病房的途徑以及混亂行為：

病歷資料：

三十八歲未婚女性，門診轉入，臨床診斷為思覺失調症。Onset約為十八歲，出現被害妄想、情緒激躁、自語、幻聽。陸續在〇〇醫院、〇〇醫院、〇〇醫院、〇〇醫院住院及門診追蹤治療。服藥順從性低。（日期）出現情緒激動、自語、幻聽、夜眠差，謾罵家人並攻擊父親。個案自我照顧能力低，家屬無力照顧，由〇〇醫院轉本院進行六週評估。

五十九歲女性，臨床診斷為思覺失調症。Onset為二十一歲，當時症狀有自語、四處徘徊、攻擊破壞行為、大聲吵鬧、夜眠差。初期於〇〇醫院治療（但過程不詳），（年份）因家屬乏力照顧，送至〇〇療養院長期住院，（日期）因九二一震災轉本院長期收治。（日期）因AH（幻聽，auditory hallucination的簡稱）干擾嚴重，出現自語、謾罵、多次攻擊行為（推人、拿輪椅欲砸同寢室病友、拿鐵碗敲臉頰），陸續調藥及針劑但效果有限，（日期）轉急性病房，此為第五次入急性病房。

六十一歲女性，臨床診斷為思覺失調症。Onset為十四歲，當時出現症狀為胡言亂語、傻笑、怪異行為、攻擊祖母。曾至〇〇醫院、〇〇療養院、〇〇療養院等就醫。（日期）轉至本院長期收治，期間曾因攻擊破壞行為，接受ECT治療，以及跪地膜拜、定格、原地踏步、玩水等行為。（日期）出現右斜肩情形，（日期）追蹤EEG（腦電圖，Electroencephalography的簡稱）但無特殊異常發現。（日期）個案出現跪地膜拜、拍弄病友、用手四處觸摸，經醫師調藥後效果有限，於（日期）自慢性病房入急性病房。個案轉入急性病房時思緒紊亂，症狀有傻笑、自語、定格、洗手、玩吹風機、尾隨他人，但引導離開或制止可安靜配合、拿取飯桶餵食、搶食（後給予隔離用餐）等行為。近日經醫師調藥後，跪地膜拜或是定格行為略有減少，多數時間常一人於中庭日晒獨處，或在室內沿著病房外圍扶手，自會談室的角落開始一路繞行病房。生活作息除尾隨他人，或偶有撫摸病友臉龐等兩項不適行為外，尚不干擾病友。

五十五歲未婚男性，臨床診斷為思覺失調症。Onset為二十四歲，出現情緒激動、大聲自語。曾至本院治療，（年份）出院返家，之後因服藥遵從度差，出現夜眠差、四處遊蕩、自語。二十九歲至本院長期收治，期間夜眠差、自語、AH、攻擊、藏藥、玩糞便等混亂行為、好管閒事、干擾索菸、對護理人員曖昧言詞。此次因遭病友推倒，右股骨頭骨折外醫急診，後返慢性病房，內科問題改善但夜眠差，精神症狀明顯、話量多，經醫師評估後入急性病房，為第九次入本室。

五十歲未婚男性，臨床診斷為情感性思覺失調症。Onset約為十五歲，出現自語、被害妄想、認為有人想控制他、對家人施暴、威脅殺害父母、曾喝鹽酸自殺。家人採民俗療法但效果不彰，陸續至○○醫院、○○醫院就醫。十九歲時入本院長期收置。期間日常生活可自理，但有AH、妄想干擾，出現情緒激動、大聲謾罵、欲攻擊工作人員、陸續過度飲水導致低血鈉而出現眩暈、軟弱無力。（日期）夜間出現情緒激動、話量多、謾罵、焦慮，經醫師診視轉入急性病房。此次為第十三次入院。

三十一歲未婚男性，臨床診斷為Autism/MR。Onset約十二歲，當時出現夜眠差、

> 四處遊蕩、暴力、破壞。曾於〇〇醫院、〇〇療養院住院，後於〇〇療養院住院多次，住院期間有破壞、攻擊病友。返家後出現嚴重暴力、破壞行為。（年份）入本院長期收置，期間自我照顧需協助、少語、言詞貧乏、情緒激躁、衝撞吼叫、步態欠穩、夜眠差、咬人、吃肥皂、摔滅火器、破壞飲水機、攻擊病友、工作人員、護理人員。（日期）小夜班個案有吼叫行為，（日期）起多日有攻擊行為，醫生診視後入急性病房。個案入急性病房期間多有擾亂行為，（日期）無預警攻擊病友致傷，自此多入保護室隔離或四肢約束，隔離期間有拍打探視窗和踹門等行為。

對於曾經有自殺自傷史的患者，臨床工作人員顯得更加謹慎重視。[1]若干比例上，高風險患者並不必然等同有輕生念頭進而有輕生的準備，有時對於認知功能較低的患者，可能是藉由傷害自己製造行為問題，例如曾經有一位年輕住民某日把日光燈管拆了下來，並且吞食燈管碎片，藉此要求家人前來探視，當心理師向他說明這可能致命時，這名患者顯得不可置信。又或者是當下情緒煩躁衝動所致，或是藉以證明威脅的能力。在急性病房企圖自傷甚至自殺，可以有許多意想不到的方式（在此避免錯誤學習，不一一列舉）。臨床醫護人員也因此針對高風險患者，將巡房時間間隔由一般三十分鐘縮短為十五分鐘。

但不管是急性或是慢性病房，除日常必須的核對醫囑給藥[2]、用餐、衛浴，以及其他生活照顧，尚有病室規則宣導和衛教。職能治療師帶領病人早操、病房散步（由照服員帶領）、讀報、手工藝、書畫、園藝等；慢性病房則會額外提供工作訓練（如清潔勞務），以及支持性就業，尋求院外雇主提供適合學員的工作機會。臨床心理科除固定的心理治療、轉介來的衡鑑評估，每週會安排一次團體心理治療（院區裡的這些男女性患者有時會在團體裡眉來眼去，或是特意化妝參與團體活動），再來便是提供會談需求和個別的心理服務。社工師提供家屬聯繫、福利申請，以及社工科的團體治療；慢性病房則會帶領住民至鄰近社區協助長者肌力訓練和簡單體操，也期許透過和社區的接觸，降低社會對住民的汙名化。

同時，慢性院區裡提供特定信仰的住民使用佛堂和教堂，配合宗教團體在特定節日前來講解佛經，或是牧師不定期為院區信仰者講解聖經等活動。整體來說，精神病院的照顧手段如教化規訓、限制剝奪，或是懲罰獎賞這類出現在高夫曼筆下的全控機構治理模式，

---

[1] 二〇〇〇年八月由衛生福利部頒布施行《自殺防治法》施行細則第十三條：「本法第十一條第一項所定人員應自知悉有自殺行為情事後二十四小時內，依中央主管機關建置之自殺防治通報系統進行通報作業。本法第十一條第二項所定通報內容，包括可得知之自殺方式、自殺行為人資料、自殺原因與處置情形及通報人聯絡方式。」

[2] 醫護人員給藥或注射時需遵守「三讀五對」標準作業程序：「三讀」是讀出藥品完整名稱，避免錯誤給藥，分別是從藥櫃取藥時一讀、拿藥時二讀、將藥放回藥櫃時三讀；五對則是核對患者、藥物內容、用藥時間、藥物劑量，以及給藥途徑。

若干程度上仍舊存在於今日病院的日常生活之中，但二者最大的不同在於今日臨床團隊試圖幫助病患「穩定自我」的努力，即使這會造成各個臨床專業之間的緊張性——我們在下一章會討論「臨床脆弱性」這個問題。

此外，慢性病房尚有每週一次的福利社採購、每個月一次早夜市（病房安排，由照服員帶領）、每半年一次的市區一日遊（職能治療科主責，由全院工作人員支援）、每年一次的園遊會兼家屬座談會（社工科主責，行政科室聯絡攤商、製作園遊券）、春節返鄉列車（社工科主責，由全院工作人員支援）等安排。每年尚有地區性懇親會（社工科主責，全院帶領病人分別至北中南城市住宿國軍英雄館兩天一夜，與各地區的親人見面；交通工具為火車和巴士）、中秋節和端午節這類重要節日，則安排有加菜或辦桌的節慶方式；每年春節除加菜外，尚有由病人和各科室安排若干餘興節目及抽獎活動。同時，每年院區會舉辦幾項大型的防災演練活動，例如九二一震災後，醫院就會在每年九月二十一日做防災演習。所有醫護人員必須事先安排好病人的動線，若干躺床的病人則交由特別工作人員推床至院外，模擬大量傷患需要的緊急處置以及相關訓練。

在出院安排上，為了避免影響病人情緒，會避免主動通知出院時間，這是考量到有時需要配合家屬時間，或是家屬可能臨時變卦。少數年邁退化、無法出院的精神疾病患者，限於急性病房有一定的住院期限法規，變通辦法則是先辦理出院至慢性病房，然後再次轉進急性病房。

以下是某日早晨八點，急性病房護理站新病人交接班紀錄：

病房意外防範事件：防自殺自傷零人；防暴力一一一—三（病房—床位）的○○○三級一人；防跌一○一—一的○○○、一○一—三的○○○、一○三—二的○○○、一○五—一的○○○六分、一○五—三的○○○六分、一○六—三的○○○六分、一一二—三的○○○五分、一一三—三的○○○五分、一一五—二的○○○五分等九人；過度飲水一一○—三的○○○、一○五—二的○○○、一○九—一的○○○、一一○—一的○○○等四人；不假離院零人；梗塞一○一—二的○○○、一一三—二的○○○等兩人；性騷零人。

小交：今天預計要出○○至○○院區五B—一一三床，欲入○○○。新病人處置單分配紀錄。技工有來處理一○六浴室損壞，當場觀察並沒有損壞情況。今天感控一樣三位；一○五—三的○○○常規至醫院洗腎，今天已經派車。

新病人交班。一○五—一的○○○，六十一歲男性，診斷schizophrenia，防跌倒

QD（*quaque die*，每日）。病人是昨天由〇〇院區A棟工作人員陪同步入本室。據舊病歷記載病人為六十一歲未婚男性，出生發展史正常，自小個性內向，求學過程成績優，服役過程不詳。曾至美國〇〇大學〇〇碩士，後曾從事〇〇產業工作約十年。

Onset是在（年份）三十八歲，當時症狀為幻聽、譫妄、到處遊蕩、失眠，出現暴力等行為，曾在美國某精神科醫院住院過，後返台至〇〇醫院接受治療，（年份）轉至〇〇療養院日間病房住院。後來（年份）因為服藥遵從性差，精神症狀明顯且家屬乏力照顧，故入本院長期收治。期間自我照顧部分需督促，曾因幻聽夜眠差，多次將衣物塞入馬桶導致阻塞、玩水等怪異行為，反應遲鈍、治療配合度差等情況而出入急慢性病房多次。最後一次住院是在（年份）〇月〇日至（年份）〇月〇日，此次為第十次入院。

入院原因為病人（日期）出現精神倦怠、發燒、chillness、咳嗽流鼻水等情況，口服anti（抗生素）使用但效果有限，在（日期）外醫〇〇醫院治療，當時診斷為pneumonia（肺炎），（日期）出院回〇〇院區，（日期）、（日期）出現發燒和URI症狀（上呼吸道感染），依感控流程給予隔離，（日期）開始出現行為混亂、怪異行為頻繁：脫衣服在床上運動四肢、對空氣揮舞、將隔離室的東西和排泄物往外丟、比手畫腳、吃東西速度快、流涎嚴重、自言自語、幻聽，身體左傾，body weight一個月下降五公斤。醫師診視後陸續調整用藥跟短效性針劑，效果有限，所以醫師診視之後，入本室治療。

其他內外科病史是癲癇、ileus（腸阻塞）、糖尿病、甲狀腺腫、貧血、低血鈉。無物質濫用、食物藥物過敏史和自傷自殺史。暴力史……有暴力過，但過程不詳。

目前病人左臀一乘零點八傷口有黃腐肉，雙下肢乾燥有皮屑，現在目前雙下肢協助換藥，乾癬有塗抹藥膏。確認vital sign都尚stable。下腹部鼓音嚴重，發現腸音比較弱，所以醫師診視之後開立X-ray和KUB（腹部X光）。KUB shows stool多，大量糞石，所以就by doctor's order給他enema（灌腸劑），還有glycerol（甘油浣腸劑）六十c.c.。灌腸之後還是沒有解便，所以by doctor's order給他糞便嵌塞清除術，拉出十幾顆三乘四公分量多的異物，還有大便，裡面有夾帶棉線和紙張，清除之後下腹部尚柔軟。

目前病房意外事件防範：自傷自殺一級；暴力一級；跌評六分，主要是（日期）步態不穩，曾往後傾導致有撞到後枕部的血腫；梗塞一分。

病人入室的時候有吃紙的情況。[3]跟他會談，病人言詞鬆散。因為一個月內body

[3] 患者認為把帶有中文字的紙張吃下肚，有助於他的中文電腦能力。

weight下降五公斤，醫師診視之後照會營養師、抽血和one touch。因為病人本身有DM（糖尿病）history，one touch sugar QD AC（每日飯前）x四天。晚班今天早上AC sugar（飯前血糖）是七十八。

昨天有聯絡案姊告知轉室一事，案姊可以接受。昨天小夜班mood尚stable，小夜班最後一次解便有解出中量的糊便。晚班夜眠可達八個小時。會談比較多呈現不切實際想法。晚班今天共解出五次量多的黃軟便，有包含異物，有沿路隨意解便在地板上的情形，協助清潔時病人可以被動接受。早上七點四十分的時候，病友前來通知發現病人躺在自己的寢室地板上，疑似有seizure attack。之後協助帶至治療室，後腦勺有四點五公分的撕裂傷，後來發現口腔內有大量的包子，目前有協助把包子挖出來。check vital sign，剛開始的時候（血氧）room air可以到八十六，之後給予O_2可以到九十九。heart rate六十一。vital sign stable，請醫師診視。

不同於慢性院區，急性病房的空間設計和生活機能都較為封閉，無論是自由活動或是各科室安排的治療訓練，日常作息都在病房內進行。不管是女性或是男性的急性病房，空間設計上均採「回」字型，最中間是一個大型天井般的中庭草坪，天氣好時病人可以在外頭稍作散步（相較之下慢性院區的住民甚至可以外出工作）。

護理站位居「回」字型前排中央，無疑地發揮了一百多年前的監獄環景監視設計（panopticon）。護理站裡除了一般醫護作業檔案文件，則設有監視器、排班表、每位病人的主責護理師名單，一間醫療器材儲藏室兼小型簡易廚房，和一間小規模的醫護室空間，特殊患者需要的「電痙攣療法」（electroconvulsive therapy，簡稱 ECT）即在此進行——這是一種透過電流誘發腦部產生類似癲癇的治療方式，藉以改善精神症狀，特別是針對嚴重的憂鬱症患者，但其最大副作用是回溯性記憶喪失。近二十間病房分屬「回」字型左右兩側，每間病房有四位病人共同居住，和一間病室內獨立浴廁。其中一側病房的廊道安排有兩兩並排的餐桌。四間感控隔離病房則安排在「回」字最底側，病房內諸如流行性感冒的病人可以自他的寢室移至隔離病房，避免棟內交叉傳染。從此處回望，中庭草坪對面便是護理站以及右側的活動室兼交誼廳，一般日常的職能治療活動課程，或是前述護理師每週的病室規則說明和衛教都在這裡舉辦。

護理站這端的左側角落安排有一間會客室，每週由心理師帶領的男女混合病患的團體治療會在男性急性病房的會客室進行；女性急性病房的會客室則存放有大型的體重機和安妮，據說先前會在這安排護理人員的急救課程。會客室旁尚有兩間較小的隔離室和廁所，有時情緒較為激躁的患者，經醫囑後會被安排在隔離室自行冷靜。對於具有相較輕微攻擊傾向的病人，通常則是以局部肢體約束於病室走廊或輪椅上。偶爾，病房生活會出現緊急情況，如精神症狀干擾拒絕遵守病室作息、自傷、病人肢體糾紛、攻擊工作人員等，院內則會以代號廣播，通知各科室單位支援人力。基本上，急性病房便是一個自給自足的封閉社區形態。

在活動室和護理站的中間有一間保護室和二道門。保護室主要針對有自傷傾向的患者、攻擊敵意或是嚴重違反病室規則（例如攻擊醫護人員）的患者所設計，四周牆壁上貼有保護軟墊，三餐由護理師送進保護室並在旁監看進食後取回餐盒；保護室內部備有一個簡易便桶，病人無法自行步出保護室上廁所。同時，保護室和護理站之間設計有一封閉式窗戶，方便醫護人員隨時留意保護室內的病人狀態。正式進出急性病房需要通過兩道門鎖，例如第五章會提及的院區福利社採購或點心時間都是經由這裡進出。另一通道則是交由臨床人員從護理站進出急性病房。曾經有一名病人若有所思地帶著心理師到二道門面前，透過兩道門中間狹小的視窗望出去，指著外頭停車場說：「那裡是天堂。」

護理站旁邊則是護理師的休息室和討論室，每日的晨會和交接班作業都在這裡進行。此外，每年各臨床專業皆有實習生在急性病房參與見習——護理科、職能治療科、臨床心理科等——各批次的實習時間從數週到數個月不等。因此，每週晨會後的團隊會議，除了兩位主治醫師（有時尚包括醫療替代役），還會加上大夜班和早班護理師、臨床心理師、職能治療師、社工師、營養師、護理長、實習護士群、實習職能治療師、實習心理師，往往會把人擠出討論室，得坐到討論室外的走廊上。

偶爾由醫師邀請各科室工作團隊的讀書會也是在討論室進行，比起學校課程時段的安排，這類讀書會時間顯然緊湊許多（從另一個角度來說，或者也可以理解為片斷化）。在急性病房，時間被拆解成以三十分鐘為一單位，不管是在院區工作體制之外臨時組成的讀書會（因此要讀完一本書往往需要數個月時間之久），還是小夜班和大夜班的日常性巡房，而病房紀錄便被擠壓在每隔三十分鐘的空檔內隨時謄寫。此外，護理站三班制的護理師人力需要每隔兩個小時記錄班制內病人的病室表現，這些成為交接班時龐大病歷資料的其中一部分。入住急性病房的患者即使是已經在院區生活超過十年以上的「資深」住民，護理人員交接班時仍需要詳細交代病歷以及此次轉入急性病房的原因。因此，至少從自身慢性院區轉進急性病房的程序安排上，會避免當日一次轉進過多患者而造成醫護人員的負擔。

上午八點的晨會按表訂已是大夜班醫護人員的下班時間，如此龐大的病歷資訊要在時間壓力下——再加上病人服藥時間和後續醫師巡房看診——通常需要在三十分鐘內完成交接，在病歷資料勢必得維持快且詳盡的要求下，使得交接班時需要相當高的專注力。有時，護理師在晨會交接病歷內容：「當時護理師聽到某某病人的餐盤摔落地面的聲音……」護理長會立即打斷詢問：「這個時段護理師不是應該在旁邊嗎？為什麼是『聽見』？」或者，主治醫師在完成病歷交接後會接續詢問：「剛剛某某病人夜眠『零』小時是什麼意思？」進而討論每隔三十分鐘巡房可能造成的不當評估。

但令人驚訝的是，晨會交接班總是能「流暢」結束：偶爾，龐大的病歷卷宗掉落地面，此時主責報告的護理師會毫不猶豫地跳至下一位病人的病歷紀錄，另一位大夜班同事則立刻撿起掉到地上的病歷卷宗，護理師繼續快速交接病歷紀錄，頭也沒抬地騰出右手，接過同事已整理妥當的前一位病人紀錄。彷彿沒有發生任何意外，就只是前後病室病人交接次序調換罷了。這種「意外發生但也無須多做解釋或道歉，並且迅速恢復平常」的態度，似乎正是急性病房對於精神疾患之於病人的縮影。或者說，精神病院裡發生的一切事情，都不會讓人感到意外。

慢性病房的日常作息

相較於精神病院裡的急性病房，慢性院區的日常生活更經常充滿了無關卻無能區辨的事件，使得一切彼此間都變得很有關聯性。究其原因，其中顯然包括精神疾患的特殊屬性，包括住民的認知功能、具備常識的理解能力，以及處理事情的彈性等，但另一個因素則是由於住民彼此日常作息與空間活動場域高度相關，使得「無關」猶如部落裡對於意外發生的反應，具備自身的邏輯與理性的看法。

相較於先前描述的急性病房，我所進行觀察的這間慢性精神病院有三棟男性病房、兩棟女性病房，每棟病房各有一百張床位，男女病房每間寢室都安排有五位住民，每兩間寢室中間設計有廁所和淋浴間，兩兩相對的廁所和淋浴間配置分屬各自寢室，廊道底端則共用一個長型洗手槽。由於淋浴間蓮蓬頭的特殊設計，導致淋浴相當不便，住民通常只能拿水桶接水洗澡，但淋浴間空間狹小，住民通常也不會在此沐浴，而是在空間較大一點的共用洗手槽前，直接拿著臉盆接水洗澡，洗完澡後再拿拖把把地板拖乾。

兩個月前才在院區鬧出「失蹤記」的躲貓貓女士（見第二章），她的寢室成員除了自己之外，尚有一對親姊妹、一名年老退化住民，以及一位功能稍好（年紀也較輕，四十多歲）的住民，共五位。

這天半夜兩點，躲貓貓女士心神不寧睡到一半便醒了，搖醒同寢室的妹妹室友：「你可以現在還我五十元嗎？」妹妹室友突然被叫醒，但她身上沒錢，於是又把同寢室的姊姊叫醒，問她有沒有五十元。過程中，妹妹翻找姊姊的衣服口袋。姊姊也沒有錢。

不知是姊妹兩人心生害怕（想想，夜半睡到一半突然驚覺有人站在床邊要債，確實是一件頗為恐怖的事），還是正好夜班的照服員經過，照服員直覺要求所有人都回去各自床位繼續睡覺。護理師巡房時詢問此事，躲貓貓女士裝睡不理。而交接的白班護理師處理此事時，躲貓貓小姐情緒激動地否認前一晚有叫醒姊妹兩位室友。為此，護理站甚至調用了監視器畫面。畫面中，大半夜裡，躲貓貓女士就站在姊姊的床邊等著她們還錢。這下鐵證如山，躲貓貓女士改口強調她沒有惡意，情緒卻變得更加激昂。她因而被送去隔離室，但情緒仍舊沒有緩解，經醫師開立醫囑施打Anxicam和Binin-U針劑（俗稱A＋B；這是精神科常見的注射劑，前者用來控制焦慮，後者則是針對躁症），並且當天禁購物。（事後心理師介入，引導說明處罰原由。）

而妹妹之所以會欠躲貓貓女士五十元，是因為先前小嫻（化名）代表院區參加國語文競賽的朗讀比賽獲得了一百元禮券，亟欲換成現金，於是央求躲貓貓女士拿現金跟她交換這張一百元禮券。不知道實際上是用多少現金作為交換，總之最後躲貓貓女士手上擁有了這張一百元禮券。同寢室的妹妹看到了，便提議用手邊的護膚霜折抵五十元，同時再拿五十元現金給躲貓貓女士換取這張禮券。但交易過後，躲貓貓女士認為護手霜已經打開用過，決定退還（或許這僅是個說法。總之她反悔了）。於是妹妹收回了護手霜，但禮券已經在福利社花光了，所以這下她需要再還給躲貓貓女士五十元。

這天半夜，躲貓貓女士愈想愈不對，於是叫醒妹妹：「你可以現在還我五十元嗎？」

在心理師面前的對質中，妹妹室友說：「我還有給你運動鞋和衣服。」運動鞋原先是某位照服員不知何故送給妹妹的，在另一個不甚清楚的情境下，妹妹室友將其送給了躲貓貓女士。躲貓貓女士則是回應鞋子和衣服都會一併歸還，並且堅持要回五十元。妹妹則允諾月底拿到體適能小教練的禮劵後，就會把另一半的五十元還給躲貓貓女士。

這起事件只有躲貓貓女士受到處罰：關到隔離室、施打A＋B針劑、被禁購物。但她認為做錯事情又不是只有她一人，不滿為什麼只有她受罰。於是某種說法上，她掀開了病房的潘朵拉盒子——表達她對第五位四十多歲室友的不滿。在此之前，她們二人平日會一同協助退化病人更換尿布，但這位室友總是漫不經心「亂換一通」，導致退化病人要不尿布脫落，要不滲尿到腿部、床位或地板，造成病房額外的困擾。她還表示這位室友總是欺負同寢室那位退化且認知功能較差的室友，包括親吻、撫摸室友身體私密處，或是腳踢室友下體等涉及性的接觸和暴力。

躲貓貓女士繼續說道，不只第五位室友如此，妹妹這陣子也經常撫摸姊姊胸部。而這其實是姊姊日前被診斷出罹患乳癌，妹妹立刻澄清自己只是想要確認乳癌的胸部摸起來是不是不一樣。躲貓貓小姐不只是因為看見其他病友刻意的身體接觸牴觸病室規則而感到不安，她也認為乳癌會因為親密接觸而傳染，擔心妹妹被傳染乳癌。心理師給予適時衛教後，躲貓貓小姐才感到放心，但在一旁的妹妹則問：「那吃雞排會不會得乳癌？」

妹妹接著表示，小嫻先前也曾經對一位退化病人毛手毛腳，而這位病人不久後就因為腦瘤過世了。因此，在病房裡原先對於女性住民之間的親密接觸已經感到不適的同時，又增添了幾分想像的恐懼。

在病房裡，性的議題雖然不若佛洛伊德的朵拉個案那般繁複交疊，但一直以來也是病房管理上頗為棘手的問題，特別是同性之間的親密動作；這類問題在中途之家常會衍生為同性之間的性騷擾甚至性侵通報的嚴重事件。所以在這些照顧機構的管理上，向來總是制止同性之間的親密接觸，再加上病人的認知功能和教育程度普遍不理想，對於性的認識相對而言總是較為保守封閉的背景下（這也是精神病院的屬性之一），會將性過度地負面象徵化，或是有意識（或潛意識）地壓抑有關性的想像，而這又讓病房裡病況相對較佳的（年輕）住民對於其他保守住民變得更加予取予求。久而久之，這些對於性的處置方式或多或少造成住民心理和生理上的混亂，病房裡「不宜舉動」往往造成住民之間的困惑與困擾——這其中又常見於年輕且輕度智能障礙的患者；或者該這麼說，至少在他們的行為表現上較為明顯。

再者，尚需考慮病人若干程度的妄想。有時患者會向心理師陳述某某醫師剛剛觸碰她的肩膀，是不是有什麼非分之想？（這位女性住民在妄想的干擾下以為某位男性照服員處處針對她，於是某日舉拳先行攻擊，結果被照服員過肩摔導致肩膀脫臼。）即便是最膚淺的精神分析都很容易明白這種「非分之想」朝向哪一方向。而當我接續詢問她有關性的看法時，這位住民立刻一臉嫌惡地表示性是骯髒的，並且斥責我身為心理師不該提出這種問題，這將會失去她對我的尊敬。甚至，某位住民曾經堅稱在病房遭醫師性侵，導致該名醫師必須前往法院出庭說明。

前述這位住民曾經在急性病房接受心理師的「主題統覺測驗」施測（Thematic Apperception Test，簡稱 TAT），這種投射測驗工具是在一九三五年由摩根和莫瑞所提出，藉由一組模糊不清、意義晦澀的圖片，邀請受試者賦予每張圖片明確的意義，他們認為「對於客體的抑制與壓抑，可以表現在主體幻想的形式上」。[2] 針對其中一張「男人手臂摀臉，身後一位女性躺在床上」的黑白圖片，這位住民表示：「（立即回應）這男的強姦女朋友，（接著補充）這會判很重的罪。可是一些男生還是會這麼做。女的全身衣服被扒光光，被她的男朋友汙辱。男的嚎啕大哭，因為他很後悔強姦他的女朋友。女的清醒之後很難過，然後去警察局報案、做筆錄，男的被判罪。不只……最起碼也要六、七年。」受試者的敘說內容顯示了她對性的焦慮（強迫性和不由自主）和面對性的羞恥感（女性在沒有清醒狀態下且沒有同意），以及這種性的罪惡帶來的懲罰（男性後悔且被判刑）。

或者某日，醫院為了配合政府政策，在院區張貼「禁止性騷擾」告示貼紙。一位四十多歲男性住民在廁所洗手台旁邊看見這張標語貼紙後，頗為生氣地向心理師抗議，表示自己的隱私受到侵害。該名住民認為這張「禁止性騷擾」的想法窺視了他的隱私，因而感到氣憤，但他卻不能設想到，這個抗議舉動其實也表明他內心的念頭。相似的例子是一名經常認為自己洗澡受到窺視的五十多歲女性，她表示自己購物的時候看見一整個購物車的商品，時常心想：「這一整個推車的物品都是我的該有多好！」隨後她表示「旁邊的人指責她是小偷」，她主動向心理師反映：「你要相信我，我真的沒有偷東西。」心理師安緩該住民並表示：「責怪你偷東西的聲音來自自己，你內在同時還有一個淘氣的小女孩，這個小女孩有時候會有一些調皮的想法，嚴厲的大人想要阻止小女孩做錯事情，所以才會有指責你偷東西的想法。」心理師建議：「對於這個小女孩的想法，你可以放輕鬆一點，她並沒有惡意。至於那個嚴厲的大人，她也讓你一直以來都做得很好，使你成為一位好人。所以你不需要太過緊張。」住民聽了之後，表示「好像真的是這樣」，接著摸摸心理師的頭表示：「你真的很乖。跟你說話心情都好了。」這一場景彷彿上演了一齣簡易版的心理劇，讓患者有機會說出對她自身的安慰話語。

一百元禮券的交易史、半夜起床搖醒室友要債、女性病房的親密接觸與暴力、性的壓抑與妄想、乳癌的恐懼、必要的衛教，這一切彼此之間並無絕對的關聯性，卻就如此這般地發生在病房的起居生活之間。

爪哇島男孩葬禮的混亂現場

醫療人類學以「體系」概念提供部落或社群組織的行為意義，自一九七〇年代起早有研究。[3] 一般來說，「文化體系」被理解為「由指導和合理化人們在社會中一系列價值觀、改念、信仰和規則所組成一定聚合力的體系」，而人類學家則是依此解釋這種情境下的個體行為。[4] 在下面描述葛茲的〈儀式與社會變遷〉裡（一九七三），藉由一名十歲印尼爪哇島男童葬禮儀式的混亂局面，指涉了文化習俗在一個複雜社會處境下所導致的衝突和協商，並接著深描的詮釋模式說明了此一複雜事件，以及對於引發事件或衝突的社會文化結構，並且於最後形塑了文化體系的概念。值得在此說明的是，葛茲雖然承襲帕森斯的「社會行動結構」[5]，但這位人類學家並非將文化體系作為研究者建構論述的手段或媒介，而是視文化體系為研究者調查分析的尋獲。因此，葛茲晚期會以「我不研究體系」作為澄清。[6]

「文化體系」的視角將有助讀者理解可能的複雜度，以及文化習俗在一個複雜社會處境下所導致的衝突和協商——正如下面的例子，一名男孩的葬禮與其所伴隨必要的斯拉美丹（*slametan*）集體儀式性宴會，彰顯了宗教政治意識形態的鬥爭。在接續的章節裡，疾病作為此刻論述的主題，涉及臨床醫學與病院管理、文化對待與療法，以及患者自身及其家庭的照顧經驗等多重議題。它是科學也是世俗的，一方是標準化診斷、疾病符號學、藥廠政治學，另一方是自體現象學、患病經驗和照顧哲學；同時也關聯著社會觀念、文化對待與價值觀，以及管理機制。用一種類比的操作練習看來，不管來自文化的慣習或是社會結構與時俱進，或政府的法規制定以及伴隨官僚體制的固執性，或臨床科學的衡鑑與治療，對於疾病的因應與解決都具備各自的意義，它們可以彼此呼應、協商、牽制，甚至牴觸。

首先，讓我們透過一則喪禮中所引發的衝突，來了解葛茲對於「文化體系」的看法。在葛茲參與印尼爪哇中部的默德庫托鎮（Modjokuto，原意為「中產階級城鎮」）一名十歲男孩喪禮中，呈現了當時兩方宗教教義與政治黨派激烈爭鬥下的困窘局面。[4] 這位死去的十歲男孩由姨丈與姨媽帶大，父母親則是在城市裡工作。爪哇人相信，情感的崩潰不是源於挫折的嚴重性，而是來自它的突發性；令人感到害怕的是「震驚」，而不是痛苦本身，因此當男孩過世之後，姨丈和姨媽是通知男孩的父母親「孩子生大病了」，而非直接告知死訊。並且傳統習俗上，爪哇的葬禮「沒有悲痛欲絕的氣氛，沒有失控的哭泣，甚至沒有對死者的禮節性悲哭」。7 他們相信在一種平靜的氣氛下，可以協助死者前往另一世界，特別是名為「伊恪拉斯」（*iklas*）這種爪哇葬禮文化中表現出「超脫的冷酷情感」的文化規範，使得爪哇人在葬禮中看來情感平板，「在沒有激烈感情打擊的情況下度過悲痛」。8

一般來說，當死亡的消息傳開時，屬於鄰里街坊自發性聚集參與的活動分工便立即開展：女人準備米飯，男人開始掘墓等；並會先由宗教專員莫丁（*Modin*，大多是伊斯蘭政黨的地方幹部）來主持接續的葬禮儀式，隨後便是先前親友鄰居們分工準備的斯拉美丹儀式性聚會。然而，當宗教專員來到這位男孩的姨丈家時，發現喪家貼有反對伊斯蘭在地教義派的張貼物，莫丁於是表示自己無法主持這個儀式，因為喪家屬於「另一種宗教」，而他所知道的是關於伊斯蘭教的儀式。屬於在地教義派的姨丈一家對此感到失望且驚訝，因為自己雖是訴求在地化政黨的積極成員，但還稱不上是極端分子，沒有想到自己所屬政黨反對穆斯林葬禮如今成了自己的難題，更沒想到莫丁會拒絕行使職責。

莫丁先去徵詢了他的行政首長，並且獲得認可。與此同時，喪家在絕望之餘找了作為村警的私人朋友協助。於是當莫丁回到喪家時，村警告訴他「應該公平地安葬所有人，而不考慮死者是否贊成莫丁個人的政治觀點」。但莫丁因為獲得直屬長官的支持而堅持這不再是他的義務，但是他建議如果喪家願意去村長辦公室簽署文件（並且有兩位證人在場）宣布他真正信仰的是伊斯蘭，並且希望莫丁根據伊斯蘭教習俗來安葬這男孩，那麼他便可以繼續主持葬禮。姨丈聽到莫丁建議他正式放棄自己的信仰，暴怒衝出家門。等他再到回家中，卻發現男孩死亡的消息已經傳開，所有街坊鄰居（包括兩邊的政黨傾向，以

[4] 一九六〇年代，印尼的民族主義社會運動、馬克思主義以及伊斯蘭教義改革運動興起，其中伊斯蘭教義派繼承了戰前伊斯蘭改革運動，由溫和的知識分子所領導，致力將印尼建立成以穆斯林教義為基礎的國家。另一陣線則是堅決反對穆斯林的政治宗教狂熱團體，結合反西方主義、反殖民主義與反帝國主義的馬克思政治思想，具備較寬泛的在地教義派。它譴責伊斯蘭教是由外國輸入，不適合爪哇人的需要與價值觀，而要求回到原有的「純潔」信仰。因此，這個反對伊斯蘭教的政黨在鄉村維持著一種排除伊斯蘭教讚美詩內容的斯拉美丹聚會活動，也強調在地傳統療法與巫術。

及游移在中間沒有強烈主張的親友鄰居）都已經聚集起來，準備前來參加斯拉美丹的葬禮聚會。

缺少了莫丁主持喪葬，鄰居親友們莫衷一是，不知如何是好。很顯然地，儀式停頓了下來。在一陣慌亂之後，一名屬於伊斯蘭政黨的裁縫師傅自願代替莫丁的工作：「我只做絕對必須做的，盡可能避免伊斯蘭教式的做法。」但就在莫丁缺席的僵局後，男孩屍體已經僵硬而無法脫衣淨洗，只得拿刀將衣服剪開，所有的做法都不合常規。協助淨洗的親友也顯得緊張，不斷唸咒語護身。因為爪哇人認為儘快下葬的其中一個理由，是因為死者的靈魂在房屋周圍徘徊將會是一件非常危險的事。突然間，死者的姨媽嚎啕大哭。女人們忙亂中盡力安慰的同時，「男人們從一開始不知所措的慌亂正在變成可怕的絕望」。[9]

就在此刻，莫丁回來了。他先是警告這位自告奮勇擔任喪葬儀式主持者的裁縫師傅：他的行為正招致「永遠的詛咒」。對一位穆斯林來說，葬禮必須依據法典並且交由懂得法典內容的人來主持。「如果你在葬禮上犯了錯，你將必須在審判日向真主解釋。」莫丁這般警告裁縫師傅，同時也是向在場所有人暗示自己職責的神聖與不可取代性。接著他向在地教義派的領袖建議，「不如由你們來主持葬禮吧！你們身為『政黨的知識分子』，肯定知悉自己教義下遵循的葬禮習俗。」這兩位幹部在眾人期待下考慮這個建議，但最終還是拒絕了，因為他們確實不知道去除伊斯蘭元素的葬禮該如何進行。在旁一名親友建議趕緊將男孩遺體搬出去埋了，不要再考慮什麼儀式，再拖下去實在極端危險。

此時，男孩的父母親終於趕到了。姨媽看見姊妹回來，兩人突然變得歇斯底里而尖聲哭喊。男孩的母親要求裹布之前要再看一眼孩子的遺容，但父親堅決不准，因為這行為會阻礙男孩走向另一世界。既然男孩的父親在場，他現在成為這場葬禮的主要決定者。原先自告奮勇的裁縫師詢問父親，希望如何安葬男孩，是採伊斯蘭教習俗還是其他的方式？這位父親顯得有些手足無措表示：「當然是伊斯蘭教的方式。」這又使得信仰伊斯蘭教的裁縫師傅向父親表達歉意，因為先前他盡可能不以伊斯蘭教的方式進行儀式。最後由莫丁主持葬禮，在墓地完成悼詞，葬禮終於完成。

數天後，接續的斯拉美丹儀式餐聚中，沒有任何伊斯蘭教的親友參加，嚴格來說，這成了一場反伊斯蘭教的政治宗教會議。姨丈以傳統爪哇方式首先致詞，但政黨幹部隨即跳出來強調「傳統斯拉美丹需要為死者做伊斯蘭式的祈禱，但我們當然不這麼做」，接著是長達三十分鐘的政治宗教演說。突然間，死者的父親以一種平淡單板的口氣說：「我很遺憾事情弄得這麼混亂……我不是伊斯蘭教徒也不屬於在地教義派，但是我希望孩子能以傳統的方式入葬，我希望沒有人受到傷害。」這位父親接著表示自己很努力試著做到「伊恪拉斯」，但很困難，這幾天事情是如此混亂，很難理解為什麼孩子死了。接著，這位在地教義派的領導者又詳細描述了這位男孩的死亡過程，情況如何惡化：「這孩子吐血、痙攣，然後他就死了。」「我不知道為什麼巫術咒語無效。它過去都有效，這次卻無效。我不知道為什麼，這類事情無論怎麼想都是無法解釋清楚的。它有時有效而有時又無效。」[10]

造成這場十歲男孩葬禮聚會的混亂，從而使得它在維護教義與文化信仰之間顯得力不從心的原因，除了這些文化所賦予的情感和行為意義之外，還參雜了兩方政治理念的對峙，因而被同時賦予了宗教與世俗雙重的重要性，導致了所有參與者都不能確定自己究竟是來參加宗教事務，還是參與政治的世俗性鬥爭：村警譴責宗教專家莫丁拒絕安葬男孩時考慮的不是宗教偏見而是政治偏見、姨丈驚訝發現自己的政治意識形態突然成為宗教活動的障礙、自願者裁縫師進退兩難（他為了一個和諧的葬禮，願意將政治分歧放在次要位置，但又不願意因這個解決方案而輕視自己的宗教信仰）、悼念儀式在政治嘲諷與恰當解釋之間搖擺。[11] 結果是，在如此模棱兩可的文化背景下，人們愈來愈難以確定面對特殊事件時的恰當態度，也愈來愈難以選擇適合特定社會環境的意義。

這使得喪禮中原先感情克制、迅速而有條不紊的傳統喪儀失效了。男孩葬禮儀式中的慌亂、延遲的葬禮導致屍體僵硬而必須強行使用刀具劃開衣服的淨身準備、伊斯蘭法典是否嚴格遵從、鄰居親友「可怕的絕望感」、姨媽與母親的失控哀嚎，以及父親在斯拉美丹宴會中陳述感受等，刻畫出違背既有文化規範的情感行為。事實上，爪哇人以這種方式表達自己感受是極為不尋常的一件事——葛茲強調這是他田野經歷唯一的一次——在場每個人都出現了「痛苦的沉默」。

葛茲認為，想要了解人們如何賦予這個世界某種意義時，可以藉由文化體系概念的理解，幫助我們能夠「更精確理解研究對象，並且更靈活處理意義」。[12] 葛茲提醒我們：「人們需要生活在一個他可以賦予某種意義的世界裡。他感覺能夠把握這個世界的基本意義，但是這種需要又往往與維持其功能性社會機體的需要是偏離的。」[13] 如同屬於伊斯蘭教義派政黨的政府宗教專員莫丁必須服膺在他所信仰的教義之下，他所主持的葬禮儀式才具備意義，姨父母面臨葬禮的順利舉行必須放棄自己的信仰時顯得暴怒；參與斯拉美丹的鄰居親友們面對死者靈魂在外徘徊所感到的恐懼，願意某種程度放棄儀式程序中必要的宗教內容；死者的父母親在面對孩子死亡的事實時，卻無法恪守文化規範下應有的冷靜與平淡。

這正是一種文化體系的概念，它不是強調一個應有的文化規範，或是展現社會互動的恆常模式；恰好相反地，文化體系體現了原先具備意義的文化框架與社會的互動模式之間經常是不一致的——在現實生活中，在不同文化價值裡，何以人們生活其中總是無法避免衝突，並且如何在自身的文化行動中找到具意義的合理解釋。在男孩葬禮中，人們希望能克制情感且迅速並有條理地依照（或表面看來不假思索地遵守）傳統安葬男孩，使得以在文化中掌握他們對於自己世界與男孩超自然世界的意義，但卻發現宗教／世俗政治的社會結構所帶來必須做或不能做的堅持，與原先遵守的文化規範的偏離。這是為什麼當葛茲強調文化是具意義的符號象徵體系，是一種「意義結構，並且依據這種結構來解釋人類經驗並指導其行為」，我們需要明白這種意義結構並不是尋找人類遵守的文化方針，而是詮釋不同文化信仰的人們因此導致衝突的發生。14 [5]

精神病院的雙軸線醫護模式

精神疾患的醫療處遇與安置機構，類似地彰顯了上述這種社會文化反應與行為情感彼此矛盾衝突之處，而這正是「臨床作為文化體系」的設想，它讓我們明白為何愈來愈難以合適地評價精神病院：一方面精神病院是現代社會應對「瘋癲」的隔離機構，保障了社會機能得以繼續運作而不至於遭到破壞，另一方面它又是不幸與苦痛的匯集地，肯認患者的患病經驗（illness experiences），並且目睹精神疾患帶給他的困擾，以及因為這個困擾所導致無法控制的殘酷意念和行為。臨床文化因此經常也是不一致的：收容意味著隔離阻絕，照顧則顯露出病人複雜的生存技術；在科學病理學診斷中透露出憐憫，在專業照顧中顯現醫療人員的氣憤情緒。一如在精神病院每週一次接續晨會之後的團隊會議，當會議裡逐一討論急性病房病人這週的病情和病室表現時，一名資深的精神科醫師告誡臨床團隊的同理心不（僅）是同理家屬照顧病患的辛苦，而是同理家屬放棄照顧的酸楚。

沿用這種文化體系概念，精神病院包含一種雙軸線的醫護模式——臨床的病理學處遇和病院的健康照顧——共同負責精神病院的治療與安置。這兩種醫護模式分別帶來各自的說明與意義。

首先，精神病院的核心概念視精神疾患為一種外部因素且可以被獨立處理的疾病對象，並且交由生物醫學的病理學知識予以診斷，區隔於患者的主體經驗之外。儘管遺傳病史是精神疾患不可漠視的重要因子，但精神病院對於精神疾患的治療方向，以及後文將接續說明的長期安置目標，並不強調基因遺傳病因。在這所精神病院裡，多有母女、母子、父女、父子、姊妹、姊弟、兄妹、兄弟患者共同安置於此，依據患者的意願、性別、功能屬性而有不同院區、棟區和寢室的安排。這帶來一項在教養層面上的獨特意義，就是以病理學為中心的診斷準則，如同反精神醫學觀點抨擊生物醫學裡患者遭到客體化這類論述，在精神病院裡反倒使得患者被排除在疾病治療的對象之外——生病是疾病對患者的攻擊，而不是因他自身或父母犯下某種錯誤所鑄下的身體疾患。

[5] 有關印尼爪哇這場十歲男孩喪禮所發生的衝突，我曾以簡短版的描述內容，發表在《藝術觀點 ACT》89: 44-49。同時見林徐達 2022。

其次，精神病院的健康照顧具備一個實質目標——長期安置——這使得它對於病患有關自然與超自然想像的非真實性執著信念、反覆且無具體意圖的強迫性行為，以及對於周遭環境關係變化的明顯矛盾想法，有著極高的忍受和接受程度。這種長期安置並非針對「病癒出院」的規畫設想——病院裡許多精神科醫師相信，將這些病人安置在病院裡，對於社會、家庭乃至患者自身是最好的——因而精神病院的治療目的傾向對病情的長期控制，減輕疾患對於患者的干擾程度。

因此，我們會發現精神病院去主體化，又同時承認主體經驗的特殊情境：一方面在晨會交接班描述病人的病房行為表現時，是以「因精神疾患病徵的干擾，而非來自病人的動機或預謀」此種立場加以記錄，醫師則就團隊會議、護理師交接班紀錄、晨間巡診，針對病人臨床行為表現考量是否需要調藥或換藥。另一方面，當臨床團隊面對精神疾病患者時，並非引導患者否認聽覺、視覺或是不由自主的思緒內容，使之確信這些都是虛構的妄念（事實上可能更接近於相信這些是真實的存在），而是透過晤談以及衡鑑工具給予認知、彈性、記憶、抽象思考等能力的推估，以評估患者受到情緒擾動的程度，並且協助病人建立病識感——換言之，幫助患者與疾病相處。[6]

這些精神症狀拓展了人類對於心智的想像，也從病人身上看見不一樣的生命歷程。但同時這種「去主體化」（疾病交由病理學所診斷）以及「承認主體經驗」（病徵干擾導致病人不當行為）的交錯態度，也帶給臨床工作人員在現實上的壓力和困擾。這是因為臨床工作人員雖然明白病人的不當行為是受到疾病的干擾，但經常面對病人的妄想內容、質疑和敵意，甚至無端的言語謾罵，迫使其承受情緒上的壓力。一名護理師在某次個案討論會上表示，她主責的病人剛到病院時，自己經常因需要面對她三字經五字經的責罵而感到受傷：「連我媽都沒有這樣罵過我。」臨床上的「陪伴」，往往被外界視為一種浪漫化的說法，但在精神病院中，面對需要長期安置的患者，這並不是一件容易的工作，至少「陪伴」並非依照表面字義那般單純，它更像是「一種情緒共振的狀態」。[15] 這使得臨床團隊和患者**共同參與治療精神疾患**，其中不只是由於這是臨床專業的職責所在，而是正因為這份職責，使得臨床人員在心理情緒和行為管理上也參與了治療過程（粗體為我的強調）。

精神病院透過病理學客體化的疾患治療與患者主體的生活健康照顧這種雙軸線的醫護模式，構造了一套「內在雙重面向」的文化模式（intrinsic double aspect）。[16] 在〈宗教作為文化體系〉一文中，葛茲借用「**屬於**什麼的模式」（model of）和「**為了**什麼**而做**的模式」（model for），說明這兩種模式的互換性（intertransposability），其中最大的目的正是「塑造自己順應現實，也塑造現實順應自己」。前者「model of」是一種現實世界裡的關係結構，這其中包括

[6] 有關「病識感」的討論，見第二章〈功能光譜：臨床個案與古典案例的對照分析〉。

人、機構、社會規範等操作結構與設計；後者「model for」則是透過這種關係結構從而完成我們想要的現實世界。

我們可以這樣理解：「**屬於**什麼的模式」將精神疾患徵候視為某種疾病符號，使之對應於診斷標準，交付病理學知識予以確認這是什麼疾病；「**為了**什麼**而做**的模式」協助接納患者主體經驗，達成安置的規畫與治療的目的。更重要的是，二者之間的互換性：病理學診斷指導了臨床人員對於精神疾患概括認識和理解，並且醫療處遇協助患者適應病院生活；病院的健康照顧則需要同理患者的痛苦和不幸，並且使得精神疾患的干擾可以受到控制，提升病房生活品質。同時，不管是疾病的病理學處遇或是病人的生活起居訓練，都涉及照顧與管理——服藥既是協助患者對抗精神疾患，也是作為病房管理的其中環節、護理師自是打理院區生活的第一線臨床人員，也肩負起管理病室規則的職責——挪用葛茲的概念說法，這種雙軸線醫護模式既表達精神病院的氛圍，也塑造了精神病院的病院氣質。[17]

換言之，唯有我們明白精神病院的醫護模式形塑了這種特殊的臨床文化體系時，人們才能理解轉入急性病房的混亂行為與保護約束病人行動力的設計初衷，或是急性病房交接班的訓練有素（在我看來甚至是冷酷）與慢性病房無關卻連動的擾亂。我們也同時看見情緒激動的躲貓貓女士、面對其他住民的購物車心生偷取念頭而感到自責幻聽的住民，以及處理過程中護理師因此調閱醫院監視器和專職心理師的安撫技巧。又或者本文「入住急性病房」小節裡，那位溫柔的護理師在保護室裡緩和激躁患者的同時，隨即轉身向她的同事描述年輕人的排便量。我們因此了解到這位護理師如何同時站在醫院規範與治療目標之間，既完成機構的記錄職責，又同時看見年輕人的需求。正是這群臨床工作人員完成了精神病院的安置與處遇二者之間的互換性，因此彌平了隔離機構與患者精神苦痛之間的不一致。

最後，這種「臨床作為文化體系」的理解思路——正如本章開頭引文所建議，「讀一首詩、聽懂一則笑話、重讀一次《馬克白》，或是看一場棒球」[18][7]——並非排除病理學上的解釋，強調臨床治療的醫學原理，更重要的是這些疾患病徵導致患者異常的行為，以及醫療處遇和臨床生活照顧，二者在這個臨床文化知識體系下所給出的分析和意義。透過這種觀點，我們方有能力重新認識病房裡服藥以及日常性或年度性的活動安排，是如何協助患者學習生活獨立能力，並且明白這對精神病院的日常生活帶來的意義。

[7] 我們或許可以這般說明：對於一首詩的認識，來自對詩的字面意義的基本理解，以及超越字面意義的抽象理解，二者進行經驗性脈絡的詮釋循環，即藉由這首詩的表達方式與修辭手法，完成意義與意境的共構。

五　臨床脆弱性：照顧與管理

一名三十多歲女性住民在餐桌前無來由地打了同桌的某一住民。事後，她向臨床心理師如此解釋：「我也不是真的想要打她，她還算是我的朋友。可是不知道為什麼有時候是她，有時候不是。最近覺得對方……她昨天是她，但今天就不是她了。她今天身上有一種男性的力量，讓我感覺想要打她。那就這樣決定了！（接著她對著心理師展露了自信笑容。）我打了她一巴掌之後，她講了一些難聽的話，我就去抓她的頭髮。然後她就假裝摔倒在地上。」

精神病院的照顧與管理雖說是一種相輔相成的協作機制，但也很容易理解二者之間的緊張關係，這可能導因或受限於：（一）醫療體制與臨床病院的人力不足；（二）不同臨床專業的不同職責；（三）第一線臨床人員與受照顧住民對於眼前事項輕重緩急的不同優先性，以及（四）住民與住民之間因病徵所導致的不滿或衝突。這四種緊張關係——並且第四種住民衝突的處理機制時常再現前三種的缺陷處——成為本章「臨床脆弱性」核心主題。[1]

一則護理師交接班因故延遲發藥時間的描述，或許可以作為前述三種緊張關係的說明示範。

職能治療師每個月會輪流帶領院區各棟病房的肌力訓練團體，成員多是年長者和體能較弱的住民，主要是要幫助他們建立身體核心和四肢肌群。這項訓練內容需要在院區活動中心事先排列兩百餘張折疊椅、放上練習用橡皮球、架設投影銀幕，以便於正式上課時，由職能治療師搭配影片中教練的指導動作，同時安排「體適能小教練」在台上一起示範，帶領住民練習這套體操。可想而知，能夠擔任體適能小教練的住民相對而言無論在認知功能、記憶力，還是體能和肢體運用能力、配合度，都是院區住民中的佼佼者。

這天，擔任訓練團體小教練的女性住民在病房裡焦急地等著護理師發藥。她得在服藥後趕緊前往活動中心排椅子、在椅子上放練習球，接著還需要和其他夥伴們跟職能治療師一起事先演練訓練影片。這個月的肌力訓練團體安排在某一週的星期一上午九點，但由於護理站交接班時需要逐一確認整個週末的病房紀錄，因此護理師回到病房的時間通常會比其他天的週間交班更晚許多。該住民等不到藥，急躁不安地來回走動，不時在護理站前方踱步探頭觀望。交班後的護理師此刻手邊忙著處理鼻胃管餵食的退化住民，生氣地警告該住民：「你是不是發病了？」顯然護理站人力吃緊，一旁需要照顧內外科問題的住民，另一端則是面對情緒急躁的住民。護理師說：「你覺得是你要出去體適能小教練比較重要，還是○○○的身體比較重要？」該住民想一想，護理師這樣問也是有道理，畢竟團體活動並沒有比眼前外醫回來需要額外護理照顧的病友更具急迫性。但她已經遲到了卻又出不去，對工作的投入、對不起自己的夥伴，同時又能同理護理師需要照顧這位退化住民，心裡感到急切又同時覺得委屈。最後這位住民終於在八點五十分抵達活動中心，卻在職能治療師面前委屈地哭了出來。（事後心理師介入安緩患者情緒。）

投入院區工作是院區住民最能獲得自我成就的管道，這其中除了（透過發放禮券形式的微薄）收入、離開棟內枯燥的作息、進一步發展如院外工作的可能性，更重要的是住民可以在工作中獲得稱讚，提升成就感和自我尊嚴，進而覺得自己是一位「有用的人」。這一點不管是對住民本身或是臨床工作任務來說，都是具終極價值的訓練目標。然而，僅僅只是護理站週一交接班延誤發藥時間，卻都會影響住民對職能治療師的允諾、突顯了職能治療與護理站致力於各自專業與職責優先性，以及作為「慢性醫療機構」在國內醫療體制下

[1] 在本章節裡，我避免了逐一論述的結構安排，主要考量這四種關係有時可以單獨提出討論，但大多數時候一環扣著一環般彼此牽動或是交錯勾連。

的照顧人力比等思考內容，甚至涉及功能較佳的住民在認知能力普遍不佳的環境下所受到的挫折，因而提供我們重新思考病房生態。

但所謂「功能較佳」仍是一種概括性說法。病房裡住民因為精神症狀控制得否、個人成長經驗，以及住民間各自相處方式不同——有些患者擅於閃躲，有些顯得過於擔憂，偶爾急性病房的患者則帶有領袖氣質（特別是反社會人格障礙的患者），相對地護理站也得提防他不要滋眾鬧事——這些都會造成病房裡人際關係間的挫折，經常需要臨床工作人員與住民長期的相處認識，在獲得信任的前提下，才能善盡臨床照顧職責。但不管是時間的考量或是生活起居的共同經驗，住民彼此之間的相處終究遠甚於工作人員，因此容易引發糾紛甚至衝突，但同時住民也是這些衝突挫折的支持性團體。甚至，引發衝突和給予支持可以是同一位住民。一如前述體適能小教練某個週末因為自願協助棟內工作，到頭來卻成了自己的困擾。

每逢週末和一般假日，由於各科室（包括職能治療師）不上班，原先平日慢性院區主責安排住民外出散步、前往實習商店購物、帶領住民使用活動中心的健身器材等活動，或是連住民平常到行政辦公室找主任或心理師聊天都無法進行。再加上週末棟內人力有限，除了日常性必要的照顧（如協助退化住民衛浴），並沒有管理門禁值班的多餘人力。因此基本上到了週末，住民僅能在各自的棟內活動：看電視、發呆、下棋、喝茶聊天、唱卡拉

ＯＫ、唱歌跳舞。除此之外，女性照服員在有限時間內會安排一些「美姿美儀」團體活動，包括讓女性住民擦指甲油、眼影、口紅、頭髮造型等。稱不上什麼專業課程，但也是打發住民的週末時光。

護理站則是在週末早餐後進行一週一次的血壓測量，作為棟內住民的健康紀錄。體重方面則不像急性病房若干病人因為精神症狀干擾、多巴胺活性增強，或是藥物副作用引發口渴而過度飲水，導致有低血鈉昏迷的危險，因此必須頻繁檢查體重的改變；在慢性院區是每個月測量一次，作為日後追蹤之紀錄。既然週末所有住民都被限制外出，在這個時候登錄血壓、體溫、體重等例行性紀錄當然再好不過。

這週週末體適能小教練閒來無事，自願將住民的血壓紀錄登錄到表格上，卻被工作人員告知這是小嫻（三十多歲）被護理站交付的棟內工作。後來體適能小教練遇到小嫻，對她說：「原來血壓紀錄這工作是你做的，我都不知道。」小嫻聽了之後，以為體適能小教練是在向她表示：「小嫻搶走了某某病友的工作。」因而大發脾氣。體適能小教練不斷解釋她並未提及這位同棟的病友，也不解為何小嫻要如此聯想。但此刻愈是解釋只是愈引起小嫻的暴怒。

最後，護理師介入了解為何小嫻情緒變得這麼爆裂。護理師請三人對質，方才得知，原來半年前，這位病友曾經搶走小嫻協助血壓登錄的棟內工作，導致小嫻一直記在心裡，隨時提防這位病友再次搶走這份工作，致使當體適能小教練向她說明「原來這份工作是你做的」的時候，自然聯想（但事實上是不當聯想）到半年前這件事。因此，體適能小教練很自責，覺得自己搞砸了事情。幾天後，體適能小教練向照服員借指甲油想要打扮打扮，但照服員實在太忙就一直沒借給她。體適能小教練因此自責：是不是幾天前引起的這場風波，使得班長（照服員）生自己的氣不願意借給她？體適能小教練向小嫻分享這個煩惱。小嫻此刻反倒安慰體適能小教練：「班長可能在忙，不是因為這件事情，你不要這樣子亂聯想。」但整件事正是因為小嫻的不當聯想所引起的困擾。

這類病院日常作息經常就像「天上一只可樂瓶意外地掉落到布希曼部落裡」般引起一連串反應，其中內容有的透露出機構的彈性運作，有的則是呈顯了僵化的病室規則。本章藉由講述一名慢性精神病院住民意外跌倒，導致外醫急診之後的病房人力配置，試圖彰顯醫療機構的照顧與管理，如何鑲嵌於一個看似流暢，但實際上暗藏著臨床脆弱性的日常作息之中。其中，醫療機構要求「按部就班」的照顧／管理特色，乍看之下似乎突顯了某種僵化的機制，然而在病房日常流程操作、臨床人力、臨床團隊的不同專業等協作下，同時又具備了某種彈性機轉，使得院區生活可以維持既有的日常運作與機能。病院的例行生活表達了僵化的規訓和臨時且隨時的日常風險，但也正因如此，使得各個臨床專業得以在這個常規作息下，一一化解此一尚未形成意外事件的風險。

「按部就班」的日常照顧與管理

總院每週下午會固定派遣一位內科醫師過來分院看診。在每次看診之前，分院護理站會交付醫師每棟病房該週約二十名住民的看診名單（我所工作的這個慢性院區有五棟病房），篩選內科門診的準則除了不預期的病理需求外，最主要考量是這類住民平日服用的內科藥物分量是否需要再次開立處方箋。同時，這個門診數量可以確保有醫療照顧需要的住民每個月能夠獲得適當的臨床處遇。當然，大宗名單的看診數量也和一家醫療機構配合國家健保給付額度的計算直接相關。這些計算對於一家行之有年的醫療單位來說，各科（精神科、心理科、社工科、職能治療科）所分配的健保給付責任額度都有著清楚的規畫和合理的配額，並且依序往下分配到各個科室臨床人員每個月所需要負責達到的健保給付點數，這便是臨床專業人員每個月的工作服務量。（當然，第三章裡陶西格批判醫療機構的成本計算言猶在耳。）

總院每週派遣至慢性院區的這位內科醫師習慣上會期待這些住民在他抵達之前已經集合完畢，並且依照名單順序準備看診，這是在忙碌的臨床作息和無可避免的交通往返的前提下，最有效節省時間和體力的模式。但是這樣的期待總會讓院區護理站感到緊張甚至若干壓力，因為看診的時間正好與病房住民下午購物時間重疊，導致需要壓縮日常作息的時間，才得以挪出人力，以便同時進行內科門診及住民購物活動。於是，醫療照顧與管理成為時間（活動與門診）、空間（福利社、病房、診間）與專業人力（醫師、護理站、照服員）的合力協作。再者，病房的日常生活雖稱不上總是、但仍然經常性地發生不預期的意外；這些意外向來總是可以有經驗地即時處理，但畢竟每一次大小意外都還是需要額外的醫護照顧人力。

一週一次的購物活動是院區住民少數能在枯燥日常生活，以及幾乎千篇一律的飲食內容之外，稍稍滿足口欲的消費特權，特別是在嚴重特殊傳染性肺炎（Coronavirus Disease 2019，後文以COVID-19統稱）的疫情管控之下，外出逛早市或夜市仍被禁止，購物成為他們唯一的娛樂與安慰。到了固定的購物日，住民們從上午便會把購物袋掛在脖子上，隨著晨間課表一起作息，形成一種相當突兀的景觀，參雜著欣喜的期待、身分資訊的投送，以及自我的提醒。而沒有獲得購物許可的原因有很多：可能是嚴重退化住民、住民的郵局帳戶裡已經沒有餘額，或是因其他因素導致受到處罰不得購物等。住民的存款來源有的是序文提及的公務床身分（扣除伙食費外，每個月大約兩千兩百元）、有的來自家屬定時或不定時匯款，或是住民在職能治療師協助下的院區工作獎勵金、院內外支持性就業的工作薪資，有些則是來自善心人士的捐款，透過捐款對象的限定或是交由院區安排，分配給特定條件的住民。當然，也有來自住民自身的存款。我曾經在急診病房晨會護理師交接班時討論到某一患者向另一患者慷慨表示可以給予對方十萬元，同時宣稱他的戶頭裡有兩百萬。當下醫師助理（Physician Assistant, PA）證實該患者戶頭裡確實有此鉅額存款，因此在那場交接班的討論中，兩百萬元存款並非來自妄想，反倒是「慷慨」成為諸如躁症發作的病徵重點了。

在此一慢性精神病院的臨床觀察中，有的棟區會讓這週無法購物的住民在交誼廳或餐廳的空間自由活動，包括看電視、看書、唱卡拉OK等；有些棟區則是限制住民只能在棟內的公共空間活動，平時棟外活動包括到中庭戶外走動、使用院區禮堂的投籃機和健身器材、職能治療活動（諸如畫圖、手工藝、園藝、書法），或是直接走進臨床團隊的辦公室和心理師、職能治療師聊天等，在一小時的購物時段內是被禁止的。很明顯地，這是基於人力考量下的現實機制，但也間接強化了精神病院的管理特權。

因此，護理站需要在上午完成所有必要的日常生活作息，以便中午用餐過後，可以在下午看診時有條不紊地一邊跟診——這同時尚需要一名照服員人力在一旁維持看診秩序，並依序帶領這二十名住民進入診間——一邊帶領其他住民以「團進團出」的模式前往福利社購物。在住民前往福利社之前，在福利社工作的住民會先在門口排好椅子。住民們拿著上午便已經掛在胸口的購物袋，分批少量（每批三到五位）進入福利社採購，其餘住民則是有經驗地自動坐在門口椅子上等待，彼此間偶爾有一些零星交談。每次購買有一定的限額，付款則是以購物卡登記模式取代直接的金錢交易；限制購物額度一方面是為了避免帳戶透支，導致福利社欠款成為呆帳，另一方面則是藉此避免住民自由進出福利社。如果有住民在這時候被安排看診，便會將他的購物活動挪至看完診後，或是由工作人員代購。這是為什麼有時住民在看診時會顯得略為焦躁，或是在臨床實習生的衡鑑或晤談過程中不願繼續配合，購物的吸引力與重要性顯而易見。

待所有住民都採買完畢後，會集體將購買的物品放進推車推回護理站。購物內容大多是零食麵包滷味飲料這類正餐規畫中難以吃到的食物。住民們在福利社買了這些食品，回來後一律交由護理站登記為個人零食袋共同保管。除此之外，採購內容也包括生活用品，例如牙刷牙膏沐浴乳拖鞋內衣衛生紙衛生棉等，像是尿布衛生紙之類物品，因考量到體積，便採登記制，先登記數量，之後另外送進病房；衛生紙和洗衣粉大多交由住民自行保管，沐浴乳洗髮精則不一定，因功能退化而需要沐浴協助的住民，統一由護理站保管，功能較佳可自行洗澡的住民則是自行保管。

這天上午，病房因為一位住民跌倒導致頭部外傷，院區照服員陪同這位受傷的住民至市區醫院急診治療（車程大約三十至四十分鐘），病房因而少了一名照顧人力。但因為這天下午內科醫師安排看診，因此必須在上午先行完成住民洗澡的日常作息，其中也包括原先表訂的下午團體沐浴。所謂的「團體沐浴」，除了前面提及的功能退化的住民外，有些功能不算太差但因症狀所致一天會洗澡三、五次的住民，也會被安排團體沐浴，以符合病室規則。團體沐浴的方式大致上是在照服員及功能較好的住民協助下，一次五位住民，依序輪流進入浴室擦抹肥皂、刷背、沖澡、吹頭髮等。雖說團體沐浴是院區住民日常作息，但也是項高意外風險的活動——浴室內隨時有滑倒的可能，浴室外還有退化住民需要看護——因此每天的洗澡時段，護理站總是人力盡出，更何況今天還少了先前陪同前往市區急診的照服員。

同時，相較於功能較好的住民，可以在自由時段——上午九點半至十點半、下午兩點半至三點半，和晚上五點半至七點半——自行洗澡同時清洗個人換洗衣物，團體沐浴的住民換穿的皆是公家衣褲，交由院區洗衣房統一清洗。公家衣褲有三批，更換週期大致上分四個流程：（一）清晨由洗衣房送至棟口準備晾乾的第一批濕衣褲；（二）下午回收團體沐浴時脫下來的第二批髒衣褲；（三）團體沐浴時備妥更換的第三批乾淨衣褲，以及（四）下午回收晒衣場第一批的乾衣褲。

前兩個流程，即從院區洗衣房往返棟區此一路徑交由洗衣房的男性工作學員（他棟住民）負責，工作內容分兩階段：清晨時用推車將當天一早洗淨脫水完畢待晾的濕衣褲送至棟區門口；下午回收棟區團體沐浴脫下來的待洗衣褲回送至洗衣房（這時棟區照服員則會從棟內庫房準備乾淨衣褲予團體沐浴的住民更換）。棟內的衣褲處理流程則是另外兩階段：每天早晨做完早操後，將先前洗衣房已經清洗好、放在棟口的濕衣褲推至棟外晒衣場；當天下午個人洗澡時段後，護理師會在此時為外傷或皮膚疾患的住民上藥，然後開放棟區大門讓院民外出散步或參與職能治療師安排的活動（另一批行動不便或是退化的住民則留在棟內），約莫兩點半再將晒衣場晒好的衣褲收回。若是遇到下雨天或天氣潮濕時，當天清晨洗衣房便不會將濕衣褲推回棟區（因此當天棟內流程便會略過晒衣服的行程），統一交由洗衣房下午烘乾後再送至棟區門口。不管是晒衣場收回，還是交由洗衣房烘乾送回的乾淨衣褲，都會有一批住民協助分類折疊，接著送回棟內餐廳後方的庫房，同時從庫房拿出零食袋，準備點心時間的零食發放。這一路線流程雖稱不上一氣呵成，倒也算是有條不紊地進行。

先前描述一週一次的購物內容，則會在每天下午的點心時間依次發還每位住民，住民自行取出今日的零食配額（通常是一包零食和一包飲料）後，其餘的繳回護理站送回庫房保管。這種零食管理模式顯然是為了避免住民之間發生借貸或交易行為，特別是避免沒有獲得購物許可的住民向其他住民私下自願或脅迫交易，這不只挑戰護理站的管理威權，也可能在互相分享的過程中發生梗塞意外。整體而言，團體沐浴作息（照服員和部分功能較好的住民一同照顧退化住民）扣連著院區洗衣房作業（來自別棟的工作學員）、公家衣褲的分類和收納（部分住民）、棟內上下午操課內容（護理師、職能治療師，以及部分功能較佳的住民），以及接續的點心時間（護理站和全體棟區住民）。

就在上午洗澡的時候，原先在病房棟區門口輪班的病友臨時有事——這種臨時有事包括身體不適、家屬會客、院區外門診，或是代表本院區參加才藝或國語文比賽等公私事皆有可能——負責工作訓練的職能治療師便臨時安排另一位住民去服務台代替值班，主要的工作內容包括日常性收發信件、接待家屬或外賓，以及最重要的，防止住民不假離院。但是因為今日的洗澡作業異常忙碌，職能治療師無法及時和護理站交代異動，卻導致了這位代替值班的住民對於中午（正確地說是上午十點半）的午餐感到擔心。

三餐是慢性病房住民訓練固定作息的最明顯方式，其意義甚至大於用餐本身。意思是，住民不見得會期待用餐內容，卻會覺得應該回到餐桌位置上等候用餐。某個時空下，傅柯會在此看見極度規訓化的身體；而高夫曼則是認為在精神病院裡，允許「跳過一餐」甚至是一項特權。[1] 尤其是晚餐（正確地說是下午三點半），一方面護理站白天班的護理師在交接給小夜班之前，會要求住民回到餐桌前配合點名，同時方便發放並叮囑住民的飯前藥物；另一方面，住民等待用餐時會維持一種警覺狀態，許多時候住民並不顯得飢餓，畢竟不久前才剛結束點心時間，但是直到開始用餐，才有機會放下這種點名狀態而獲得某種程度的鬆綁。

因此，這位代替值班的住民感到的不安是多層次的：可能是飢餓、可能擔心飢餓並且待會兒吃不到午餐、可能是沒有回到餐桌位置上的不安、可能是擔心沒有回到餐桌位置而引起護理站誤會的不安，或者都有。總之，這位在服務台值班的住民因此急忙使用院區內部電話致電護理站；顯然地，電話的那頭正為了幫住民洗澡忙得不可開交。就一位外部者看來，或許會誤以為眼前的忙碌景象是在處理某件因突發所致的意外事件，但對護理站來說，應付這種持續維持高張性或是特別時刻的高張性，「按部就班操作」對臨界人力來說恐怕是最經濟的戰術。但這也意味著可能的僵化，尤其是這通不該在此時響起的電話。

這種「按部就班」的要求不只發生在人力吃緊時的慢性院區，在急性病房護理站更顯露一種奇怪景象：一方面面對發病患者，「按部就班」成為某種必要的管理方式，藉以使得送來急性病房的患者遵從明確且不容置疑的病室規則，另一方面「按部就班」對於某些嚴重發病的患者而言，是一件幾乎無法達成的任務。因此，護理站（特別是主護）隔著窗台玻璃對著前來不斷騷擾的患者咆哮威嚇：「我說過了，下午你只能來護理站一次。你再過來我就把你約束起來！」（有時也會說：「你要我把你關到保護室嗎？」）。特別是交接班前準備發藥、確認每位患者的藥單和藥品項目的忙碌時刻，大音量制止特定患者當下行為可能屢見不鮮。一如第二章的黃小美個案，總是會前來護理站哭訴：「我好可憐，我想出院，你放我出去好不好？」在交接班記錄著這類急性患者一天前來護理站詢問數十次，或是平時佇在護理站前觀望護理站的一舉一動，使得醫護人員感覺受到冒犯；顯然，在社會學意義上，這種「進擊的凝視」抵抗了全景敞視裡把一切盡收眼底的中央高塔設計。咆哮似乎成了鎮壓患者的手段以及護理師當下情緒的反應——某種意義上這證明了「全景敞視」的無效監視——因此偶爾看見護理長因護理站聲量過大而出面制止護理師的不耐。

每週（晨會交接班之後）團隊會議都會花費許多時間討論這類個案行為造成的病房問題，醫師會在病理層面針對個案妄想意念而進行調藥，或是檢討該名患者藏藥的可能性（夾在指縫之間、舌下或蛀牙的孔洞裡），進而開立醫囑抽血檢查，以確認患者是否有按時服用某特定藥物。有時則會在心理層面上要求心理師介入該名個案行為問題且提供治療計畫，心理師就在接續的晨會上說明這項治療計畫的目標和方法，並與患者簽立行為契約，同時臨床團隊會就契約內容的賞罰細節提出意見，經常的情況是會非常慎重評估此一獎賞機制是否會引起其他患者效尤模式。當然，最終需要確認團隊必要的合作和統一回應患者的方式。弔詭的是，我們往往在這些受疾患干擾造成病房問題的病人身上，看見最具社會生存的能力——懂得挑戰並且模糊規則的界線、不畏懼困難或威脅、知道如何獲取進而滿足欲望。

終於，護理師回到空無一人的護理站接起電話（顯然是空無一人，要不然便有人接起電話了），並且在得知竟是這般原因之後回覆：「我不會幫你留飯！」便掛了電話（事後護理站若干程度地責備職能治療師未事先報備值班異動一事）。

此刻，心理師在午休時段經過服務台，詢問住民為何愁眉苦臉（這正是心理師的專業職責不是嗎？）。住民說：「她們（護理站）說不幫我留便當。」心理師允諾會了解情況後，返回辦公室聯繫護理站，得知先前這位值班的住民在電話裡口氣激躁：「你們在幹嘛！怎麼都不接電話！」因此拒絕住民以這種態度獲得目的。（此時心理師澄清了職能治療師先前聯繫未果一事。）在旁的社工師聽到心理師與護理站的對話後，正好手邊有住民家屬致贈且推託不掉的端午節肉粽，便建議不如將肉粽拿給值班住民，顯然社工在資源分配以及照顧弱勢需求的專業本能，解決了此刻服務台前住民的困擾。

心理師將肉粽交給住民時，獲得對方一絲淺淺笑容。當心理師用完中餐返回院區門口時，發現肉粽留在服務台桌面上，這位住民已經結束值班回到病房。當然，護理站有額外為他保留午餐。

臨床脆弱性

在這個章節裡，我用「臨床脆弱性」（clinical vulnerability）一詞，指稱精神病院裡日常生活的重要特質，它涉及臨床團隊照顧患者時所具備潛在若干程度的脆弱性。造成這種臨床脆弱性來自許多因素：不確定的生活意外（如住民跌倒受傷送醫）、人力的緊綳（如照服員陪同意外受傷住民前往市區醫院急診，或是生病臨時請假而造成人力不足）、精神病院或是療養院的收容屬性（包括固定的內科門診、家屬會客和相關訪客流程）、院區住民的生活管理（如每日下午的點心時間、團體沐浴、每週一次的福利社採購等）、逐漸功能退化的年邁住民（如額外的日常照護，包括將住民從床上抬到輪椅或是更換尿布、使用鼻胃管協助吞嚥困難的住民灌食）等。

這使得療養院或是慢性院區住往因為一個不起眼的差錯，而可能引起巨大的院區波瀾：年邁的退化住民跌倒、焦急躁動的住民抓狂發病、日常私下交易、偷竊引起住民之間的暴力行為、藏藥導致情緒不穩攻擊工作人員。再者，因為吞嚥問題或是其他牙齒或內科因素，經由營養師調配餐食內容和形態，因而導致限制餐食內容的住民，用餐時搶食其他住民的食物，但又因為要趕緊進食免得被搶回去而發生梗塞，甚至是每年過年安排返鄉列車，家屬因諸多考量拒絕院區住民返家等因素導致住民情緒崩潰。

在這些「層出不窮的日常案例」裡，例如每年端午節，某位住民因糖尿病因素只能獲得一粒肉粽（相對於其他住民都能分配到兩顆肉粽），每年端午節都要生氣一次。於是每年端午節，護理師會對這位稍胖的吵鬧住民說：「你再吵，明年就沒有粽子吃！」這位住民聽到後當真崩潰吵著要出院回家，對著心理師說：「心理師，你去幫我叫社工師來，跟他說我要找兒子！要我兒子帶我回家！」心理師因此需要使力安撫：「你兒子在開計程車工作很忙對不對？（對！）而且你現在常常身體不舒服需要看醫生。你兒子若是帶你回家就沒有辦法經常帶你去看醫生吧。（嗯。）這邊很好啊，你看班長（照服員）和司機大哥都會陪你去（市區）看醫生，再帶你回來。這樣不是很好嗎？（喔，對喔！）等社工師進來，你要記得跟他講你想找兒子。（好啦。）」

那個當下住民情緒緩和了下來。這回合結束。

這種應戰模式經常需要臨床團隊分散式地發揮各自專業敏感度，使得可能爆發的病房危機得以適時解決。在我經手過的病院意外中，並不見得都來自院區的管理，有些部分來自病人自身：暴力來自於住民（有時在妄想層次）彼此新仇舊恨互看不爽；意外是因為某位住民每天故意把廁所水龍頭全部打開讓水一直流出（這是受到疾病影響的病徵表現）導致住民跌倒；行為失控是因為夏天流行性感冒而導致封棟，引起住民溽暑難熬，刻意為之藉此可以轉診到有冷氣設施的急性病房。因此，臨床照顧團隊既要發揮專業的共同合作，又必須分散各處隨時相互支援因彼此專業所造成另一側可能衍生的負面發展：營養師設計該住民至多只能吃一顆肉粽，而需要依賴護理師阻止搶食的可能性；護理師揚言「你再吵，明年就沒有粽子吃！」，卻造成心理師必須使力安緩住民的情緒；心理師的安撫方式則是造成社工師的工作負擔；而社工師協助聯絡家人卻很可能造成住民家屬不信任院區的管理能力。

總體來說，院區的生活作息是交由住民個人的院區行為表現、各自行為與認知能力、病情的照顧、身體因年齡而逐漸退化等交錯互動的基礎建設（infrastructure），共同作為慢性精神病院賴以日復一日正常作息的運作條件。這意味著院區作息中每一次住民彼此之間的互動，取決於每一位住民當時的病理和心理狀況，並且每一次病房的衝突都會若干程度阻礙病院整體生活發展的運作能力。過往在社會科學領域中，所謂的「交互主體性」表達研究者與受研究者主客體相互影響後，對彼此專業學科訓練與研究主題人物的知識價值的正面肯定。但在院區裡，交互主體性諷刺地指涉住民們的精神疾患病徵與功能，彼此互動後的潛在危機，這種危機甚至造成臨床照護人員之間的無名緊張感。[2]

[2]「交互主體性」（intersubjectivity）一詞就個人閱讀經驗所及，可以追溯至裴西的〈象徵、意識與主體性〉（Percy 1958）一文。裴西的「交互主體性」指涉我們對於意識感知（conscious perception）不同轉換：「如果我遠遠看到某個物體並且不太了解它，我可能會一連把它看成、真的看成許多不一樣的東西，隨著我走近，每一種陸續因不合標準而排除，直到某一種被確實無疑地證明為止。原野上的一抹陽光，我可能真的看成一隻兔子——是看成，不是猜它可能是隻兔子；不是猜的，是知覺完形如此解釋，且確實打上兔子本質的印記：我甚至可以發誓那是隻兔子。一靠近，光影起了足夠的變化，兔子的鑄型已不成立。兔子消失了，而我又做出另一種鑄型：那是個紙袋等等。但最值得注意的是，甚至連最後「正確」的認知，都和不正確的認知一樣是間接的領悟；它也是一個鑄型、一種配對、一種近似。」（Percy 1958: 639）在葛茲的《文化的詮釋》裡曾經在〈宗教作為文化體系〉以及〈意識形態作為文化體系〉兩個章節中討論過上述裴西的概念——他的說法是「如同一張公路地圖將實際位置（physical location）轉變成「地點」（place）」——藉以說明文化符號體系的轉換方式，因而「思考、概念化、表述、領會、理解等諸如此類之事，皆不是由腦海裡的幽靈事件所構成，而是拿符號模型的狀態和過程，與更寬廣世界的狀態

例如某日，一名慢性病房六十多歲女性患者，發現自己晾在院區晒衣繩上的衣服被人丟在共用廁所的馬桶裡。她馬上向班長（照服員）報告此事，同時向心理師表明她懷疑是病房裡另一名相處不合的住民小嫻做的。當她走向班長說明時，被懷疑的小嫻馬上主動向班長承認，確實是她把這位住民的衣服丟到馬桶裡。這是因為小嫻習慣將髒衣服先泡在臉盆裡，放在晒衣處的椅子下方。這天小嫻發現自己這堆髒衣服被拿出來丟在地上，而臉盆不翼而飛。她看見椅子正上方的晒衣繩有這位住民晾在繩子上頭的衣服，因此小嫻懷疑是這位住民把她的衣服刻意丟在地上，拿走她的臉盆。於是小嫻便將這位住民的衣服拿下來丟到馬桶裡，並把衣架丟到垃圾桶。

照服員請兩人對質。無辜的年邁住民表示，小嫻的臉盆失蹤有可能是四十多歲的某位住民取走的。這是因為該住民習慣性地會拿裝水的容器（例如臉盆）把水從頭部潑向自己身上：這位住民經常拿著大塑膠杯去飲水機盛水往自己頭部淋下去，這無異增加了照服員的工作量（為她替換身上濕衣服）。這位住民遭到責備，同時飲水機附近的水灘需要數名病友共同擦拭。因此，這位住民此一怪異行為在這間病房裡眾所皆知。但小嫻不相信是該住民所為，宣稱除非看監視器，不然她仍舊懷疑先前自己的臉盆失蹤、衣服被丟在地上，是眼前這位住民所為。然而，這位六十多歲住民的精神症狀及退化嚴重，溝通能力有限。因而，照服員無法做出判斷。這件事沒有人受到處罰。

小嫻的臉盆失蹤涉及了病房患者之間相處、空間與個人物品的處置、糾紛時臨床照護人員的介入、患者的妄想徵候、邏輯推理、「不適當行為」，以及病房管理等。

這位六十多歲住民比小嫻早兩年進來這間慢性病房。當小嫻從另一院區轉來此一慢性病房時，這位住民發現這位新病友的名字「小嫻」，顯然暗示著「嫌棄」、「嫌惡」，因此斷定「這個人肯定品行不佳，所以才會讓人嫌棄」。所以，當小嫻轉進這間病房時，這位年邁住民立刻趨前嗆聲：「你最好給我安分一點。」這件事讓小嫻氣憤地向心理師抱怨：「我才剛剛進來病房，什麼事都沒做，她就跟我說『最好安分一點』，心理師你知道為什麼嗎？我不懂！」小嫻和這位住民兩人從此結下樑子。按照這位住民的說法，病房裡有若干病友會嫉妒她的優秀能力，因此這種令人嫌棄的病友會「影響我的表現」。因而，就臨床的角度看來，這位住民始終對於其他功能較好，得以協助病房工作的住民懷有敵意。並且，這位住民認為自己是具備優秀能力的正常人，卻在精神病院裡與一群不正常的住民共同生活，這件事本身實在太不正常了，因此她總結自己成了一位「不正常的正常人」——這種帶有論證

和過程做比對的結果」(1973: 232-4)。葛茲在〈當前我們的思維方式〉(1983)一文中亦有提及「交互主體性」一詞，說明心理學和人類學專業學科對於思維方式的不同(同時見本書第六章)。晚近，「交互主體性」則指向字面上主體之間的彼此影響，例如研究者和受研究者之間的互動，一如民族誌田野場域裡報導人與人類學家之間的關係。

思維的表現實在讓我們無法輕視他們的認知能力。

此外，在病房管理上，調閱監視器因為涉及個人隱私，有一定程序的管理規則，意味著這帶有若干程度的困難。通常來說。住民在院區失蹤，在必要集合時刻（如團體沐浴、用餐發藥）卻找不到某位住民，或是住民跌倒甚至過世這類嚴重情事，迫切需要查看出入院大門紀錄或是釐清咎責時，才會調閱監視系統。且照服員與護理師之間存在著某種微妙的緊張關係，申請調閱監視資料意味著某種層次上試圖釐清是哪一個管理專業的失職。此一衝突事件裡「沒有人受到處罰」，反倒迴向暗示了護理站和照服員雙方都不願因此受到處罰。但這並非表示二者都抱持卸責推諉的心態，而是突顯了雙方之間的緊張關係。又例如某日，團隊會議中某單位肯認病房中照服員的辛勞，希望院區推舉「優良照服員」加以表揚，但此一原先好意的設想結果引起照服員集體反彈，認為「這是在分化我們」。這是因為一方面一旦推舉最優秀的照服員成為模範，意味著其他照服員無法做到該優秀程度，坐實了證明其他照服員皆不是優良的照服員，另一方面這也會導致被推舉的照服員熱心主動投入照顧，到頭來將會成為同儕公敵。

如此一來，這種「共謀」心態導致一項極為可能的後果：工作人員彼此之間都不要做太多太好。這不是說第一線的臨床照顧人員採取消極態度，而是面對意外事件隨時發生，因而可能隨時面臨懲處或訴訟的處境下，導致了彼此專業之間的內部張力，同時提升了各自對於可能造成負面後果的敏感度。

鋼索上的平衡

在上則院區日常生活紀錄裡，臨床脆弱性因為各個醫療專業的判斷而阻止了可能引發嚴重的發展，且沒有一位住民受到懲罰：護理師因為住民跌倒受傷，慎重地送往急診、職能治療師臨時安排住民替補值班、心理師路過主動關心情緒低落的住民、社工師即刻提供肉粽解決困擾。我們當然可以建議護理師不該如此斷然拒絕為住民保留中餐，但是也必須理解在那個當下護理師大可不必接起那通電話（事實上是護理師趕忙回來接起這通電話）；心理師也可以不必理會情緒沮喪的住民，僅是口頭上的同理，而沒有聯繫護理站澄清職能治療師的臨時調配；社工師也無需主動提供肉粽，解決住民的憂心。但是他們都某種程度維護了這個臨床脆弱性；在那個午間休息期間，他們發揮了各自的專業敏銳度。

正是因為「臨床團隊」這樣的專業團體，包括醫師、護理師、心理師、社工師、職能治療師、物理治療師、營養師，以及體能與情緒負荷量都極大的照服員，共同保護病人的生活起居與安全。或者，我們需要反過來看待：一位慢性精神病住民受到許多不同專業臨床人員每日固定且有形和無形的照顧。但這並非暗示臨床團隊小心翼翼地維護這種臨床脆弱性。事實上正好相反，極端忙碌的臨床現場並不允許這種照顧模式，所有工作人員靠著是維持某種專業的注意力和臨床經驗，隨時讓自己介入管理尚未形成意外事件的紛擾，形塑了佛洛伊德式的「懸浮注意力」(free-floating attention)。

在此一醫療現場的描述裡，我們仍然可以發現這過程中確實涉及幾項風險：包括護理人員的電話回應、職能治療師給予住民工作訓練的適宜性、社工師忽略提供的食物可能引起住民食物過敏、心理師引導住民繼續留在醫院機制而忽略病人的主體性？這也許正是令人擔心之處。事後心理師對此事也感到些許驚險，畢竟糯米食物對住民來說仍然存在若干吞食梗塞的風險。這些正是臨床脆弱性的其中一部分。

支撐起臨床脆弱性的方式，「血汗」(sweatshop)是另一種理解觀點，意味著不合理的精簡人力導致過度壓榨或剝削既有勞動力，或是工作環境及相對薪資無法合理反映應有的職責內容。但我們同時需要避免輕易使用「血汗」觀點來理解臨床團隊的工作場域，它一方面指責醫院工作的繁雜內容，其中包括非專業卻被要求承擔的職責，以及第一線臨床人員承受醫療糾紛的隱性壓力，但另一方面過於訴諸「血汗」說法，將會忽略臨床團隊所面對的複雜處境，使得研究者面對問題的理解變得單一而膚淺。其中不僅是臨床工作的生態環境，也同樣如同疾病患者涉及自身的社會文化脈絡一般，面臨相似的社會道德處境：框限在「助人工作」的專業倫理之內，當臨床專業一旦被賦予「救人使命」的醫療職責，甚至涉及隱性的宗教功德論時，便意味著合法罷工爭取權益時所面臨的道德壓力。又或者台灣健保制度規範了醫院營收的天花板限制、藥物和疾病給付的區域性認定、國內外藥廠的合作關係等。這些不僅是合理或不合理的判準，也涉及社會文化道德以及政治經濟的考量。今日民眾在健保制度下獲得照顧品質時，它的結果造就了臨床脆弱性以一種臨界狀態繼續血汗運作，整個醫療體系像是走在鋼索上危險地保持某種平衡。而這條鋼索交由兩條股繩（strand）絞製而成：一股是「僵化」，另一股則為「彈性」。

用另一種說法來看，這種走鋼索般的平衡表現，正是臨床照顧與管理二者同時具備「彈性」與「僵化」的結果。「彈性」表現在前述臨床紀錄中，表訂下午的團體沐浴因應醫師看診而臨時調整到上午進行，以及臨時安排住民接替值班。但同時，「僵化」則表現於病室規則下的規範強制性，因而帶出護理站的大音量管理。這意味著可能錯失兩全其美的變通處理，但也很可能是長期面對風險時的累積經驗。例如，病室規則中規定住民之間禁止彼此贈禮，這是為了避免某住民送禮來討好特定住民，增加病房裡的人際相處間金錢糾紛的風險。但說是避免風險，其中仍有極其細微的心理動力考量：不僅涉及金錢物質上的餽贈和預期的互惠，倘若此位住民贈送禮物給某些住民，期求他們的歡心，殊不知這些收禮的住民彼此之間存有心結，一旦一方發現另一方的禮物更加貴重，將會立即使得這位送禮的住民面臨與原先期待完全相反的結果；或是收禮的住民自然期待下一次的禮物將會更加貴重，而導致這位送禮住民陷入在精神上和經濟上愈漸窘迫的處境。

但弔詭的是，「彈性」與「僵化」都具備相同的目的——讓病房作息得以繼續運作下去——因此二者並非對立，但同時又形成管理與照顧二者的緊張關係。於是，精神病院裡「兼具彈性又僵化」作業模式，造成醫護／病患人力比例上的運作方式更像是馬戲團裡的手技雜耍（juggling），用兩隻手規律地接替循環的三顆球，讓其中的一顆球總是懸滯於空中，等待手中的球遞補給另一隻手，而獲得短暫時間得以準備接住這顆落下的球。然而，當彈性成為固定的應變模式時，彈性又成了另一種僵化形態。一旦要改變這種「僵化彈性」模式又需要新的動力。這種動力往往隨著醫院體制的職權優先性而有不同的調整：

某日，院區某棟病房安排下午精神科大宗門診，因此如同前述的內科門診，病房上午須先處理住民洗澡等日常作息。一般說來，院區內照服員的排班分有上午八點至下午五點的白班（主責）、上午八點至下午四點的白班、下午四點至午夜十二點的小夜班，以及凌晨零點至上午八點的大夜班等正規班制，但同時會依據人力和病房需求增加上午四點至十二點班（因此上午作息時段便增加一位人力），或是下午一點至九點班（因此下午作息時段便增加一位人力）的彈性班制，使得忙碌時刻的上午和下午分別可以有三位照服員協助病房的需求。然而，當天上午一位照服員身體突然不適臨時請假，病房只剩一位照服員，無法獨立完成洗澡工作；或者應該說，若要一人獨立完成團體沐浴的照護需求，便會增加發生意外的風險。另一方面，因為醫師看診必須有一名護理師在一旁跟診，在此同時病房仍需要值班護理師，這會導致護理人力較為吃緊。然而當天上午護理人力比較充裕。

於是，本章一開始那位擔任體適能小教練的住民向照服員提議何不改為上午看診，如此一來，當天上午較充裕的護理站也可以在人力影響較小的情況下跟診，並且在下午照服員人力恢復常態再協助住民洗澡。這是一舉兩得的有效建議。然而照服員拒絕此提議，並且護理站也沒有主動提出這個解決上午照服員人力以及下午護理站人力雙方窘境的雙贏策略。病房維持原先上午團體沐浴、下午門診的既定安排。

該住民見提案不成便在院區內走晃消磨時間，卻正好遇到準備去別棟上午門診的看診醫師（也是院區主任），便向主任說明照服員和護理站上下午的人力配置並且提出這個建議。主任當下並沒有直接回覆好或不好，仍舊往原先安排上午看診的他棟病房走去。但等該住民返回病房，發現主任採納了意見，並且已經在自己的病房開始看診。原來當時主任走向原先安排上午看診的他棟病房，商量更改為下午看診時段並獲同意。

固然，這場門診調停依然由院區主任做出決定，脫離不了權力與支配的批判主軸，但在這個案例中，臨時改變並且調整為兩全其美的解決辦法，並非由第一線臨床工作人員所提出，反倒是熟悉病房作息與照顧人力資源的住民向院區主任建議。精神病院的患者可以被視為是臨床機制下的絕對客體，換言之，他們是臨床權力的支配對象——院區住民依然在醫療霸權的支配下被賦予疾病的診斷與治療，以及伴隨的醫療資源與服務——但也正因如此，他們在顯然無法威脅任何臨床權力部署的位置下，提出更動門診時段的建議，卻反倒突顯臨床權力的無效性。反過來看，照服員拒絕提出更動原先既定的看診時段，固然是維護專業照顧的職業尊嚴，但同時也涉及臨床職權的優先性處境；職權位階最低的照服員在醫療體系下並非是決策者。同時，一旦照服員接受住民建議卻無法改變看診時段，只會使得住民對自己失去信任而覺得丟臉；更重要的是，一旦病房接受照服員的建議，他們無法承擔起因改變所造成對其他病房團隊的困擾。

這帶來的結果是，照顧與管理雙方因為職責和規範所致，無意間使得對方處處受到「箝制」，恰好是讓彼此得以維持動態平衡的臨界狀態，因而彰顯了這種臨床脆弱性。而此一臨床脆弱性使得病房照顧與管理的協作機制，日復一日地存在著既共謀又彼此牽制的張力；而病房作息則以一成不變又可能隨時變化的狀態下繼續運作下去。

六　臨床多樣性：醫療與受苦主體

水潭完全把我的影子吞沒之後，我還長久注視著那水面。水面沒有留下一絲波紋。水像獸的眼睛一樣藍，而且靜悄悄的。失去影子之後，覺得自己好像一個人被遺留在宇宙的邊土一樣。我已經什麼地方也不能去，什麼地方也不能回了。這裡就是世界的終點，世界的終點不通往任何地方。在這裡世界將終息，將靜悄悄地停留著。

——村上春樹，《世界末日與冷酷異境》（一九九四）

在卡夫卡的〈變形記〉（The Metamorphosis，德文原著一九一五年）裡，「我怎麼了？」主人翁格里高（Gregor Samsa）一天清晨起來發現自己變成一隻巨大的甲蟲。如果再睡一會兒，是否可以將這一切怪事通通忘記？但顯然事與願違，格里高不僅無法再度入睡，也無法起身下床。他瞧著那些細腿「以難以置信的動作、瘋狂地掙扎著」，逐漸感到害怕。終於主人翁使勁氣力將自己甩出床外跌落地毯之上，「扭了扭頭，痛苦且忿怒地把頭挨在地板上磨蹭著。」而飽受驚嚇的家人和公司的主管都已經在房間外憂心掛念著房裡的主角。

主人翁再度回到房間裡，「部分時間消磨在假寐上，部分時間則憂心於渺茫的希望之中」，他決定「靜靜地躺著，用忍耐和極度的體諒來協助全家人，度過他在現在的狀況下必然帶給家人的不便。」1

但家人從不可置信到不再吃驚，自幽禁轉而嚴厲地對待——兩個月來，格里高不曾與人交談。主人翁最終被家人剝奪了人性，喪失活下去的信念。

「終於擺脫了！」格里高死後，父親這麼說著。

〈變形記〉裡超越理性所能理解的荒誕與迷惑，映照著主人翁生命的孤獨、異化與殘酷，卻反映出主人翁的家庭支持系統、社會疏離和世界關係的斷裂。在小說家的創作裡，究竟主人翁格里高不可思議地變成了甲蟲，還是他認為自己成為甲蟲呢？這一切令人無法置信的體驗，在文學創作與真實世界裡並沒有太多的不同。如幻似真。一如馬奎斯在《異鄉客》裡為此書十二個故事的〈前言〉這般寫著：

這些城市沒有一個跟我的回憶有任何關聯。經過驚人的逆轉，這四個城市就像目前整個歐洲一樣，變得很陌生：真實的回憶恍如幻影，假回憶卻十分可信，以致取代了現實。這表示我看不出幻滅和懷舊的分野。這是明確的解答。最後我找到了要寫完這本書最需要的，也是歲月遷移才能帶來的東西：一種時間的遠近層次。[2]

馬奎斯在小說裡無法區分哪個部分是真實，又哪些是想像？這是一位返鄉的異鄉客離去前留下最後一瞥的魔幻般的陌生感受。「復返的時間感」刻畫了記憶的真假距離與「奇幻般現實」的相關性。不管是卡夫卡筆下的格里高經驗與馬奎斯似假還真的虛實感受，又或是神話形式裡鑲嵌著內在對自我的愛戀，甚至《唐吉軻德》中主人翁展現的騎士風範與道德、《哈姆雷特》中的幽靈、《白鯨記》裡的亞哈船長，或是徐四金筆下的葛奴乙，都若干再現了本書中研究對象的生活驟變、不被理解、奇幻感受，以及內在驅力。[1]

沈志中在《啟蒙光亮下的陰影》裡，講述一則「離開／重返洞穴」寓言（這種說法並未暗示佛洛伊德那一歲半的調皮外孫），或許加速了我們對於現實世界的疑惑。這群面對投射在山洞牆壁上的光影藉以認識世界的洞穴者，先是被柏拉圖帶離身後火光朝往光亮的洞口，又在海德格帶領之下重返洞穴：柏拉圖的囚困者奮力爬出陡峭的通道，終於抵達地面時，

[1] 以上有關卡夫卡與馬奎斯的描述，先前發表於《藝術觀點 ACT》81: 13-20。見林徐達 2020b。

起先因為強烈的陽光無法睜眼，逐漸地，眼睛在適應後，囚困者認出了在洞穴裡早已熟識的陰影，理解到山洞裡原先以為的世界原來只是陰影。而海德格的囚困者則是認知到，如果當初在洞穴裡的光影才是現實，那麼此刻眼前的世界陰影顯然是個必須加以否認的錯覺。「如此一來，原先被當成現實的陰影正是啓蒙所要揭除的蒙蔽，但在啟蒙之後，陰影卻不再是有待被揭除蒙蔽的對象，而是成為了應該被拋棄的錯覺。」[3]

但問題是，無論這名囚困者獲得奇幻般的現實經驗（柏拉圖），或是現實般的奇幻經驗（海德格），囚困者回返洞穴後終究面臨死亡的相同命運，那麼這位囚困者洞穴外的經驗是誰告訴了我們呢？「為何這個（蘇格拉底）『至善』真理的寓言，硬是要加入這段悲劇的結局？洞穴寓言中這個悲劇的結局難道不是完全取消了整個啟蒙寓言的價值？」沈志中問。[4]在這個精彩的提問下，我們才終於明白一旦囚困者在洞穴內或洞穴外指認為真理世界時，難道此刻的洞穴外或洞穴內就沒有了陰影或是真理嗎？或者這麼說，本章開頭引文裡，小說主人翁終究與「影子」告別後，轉身走向他的世界時，世界也因此抵達終點不再通往任何地方，這不正是洞穴者的最終命運嗎？

相似的情景彷彿也發生在病院裡：一名被醫師調整服藥內容的病人平靜地向心理師訴說：「我現在改吃這些藥之後，彷彿有了失智症，會忘記許多事情，因此也沒有了悲傷。」此刻，正是這句「沒有了悲傷」掏空了原先悲傷所占據的重要位置，給出了「悲傷已不復存在」的結果——這句話帶來的認識是，被掏空了的空洞並非沒有悲傷（或許本質上更接近佛洛伊德的憂傷〔melancholy〕）。因此，借用沈志中的「起司洞並非沒有起司」或是拉岡的「*n'est pas sans*」（並非不是）的說法，這種「真實的空洞」，正是本書中對於「妄想」的認識論基礎，它的困惑帶來發現：光既是啟蒙，使人得以看見世界和陰影的存在，也是蒙蔽，讓人錯認真理當真如此，無論是在山洞內還是山洞外。這是我以為的啟蒙寓言的價值。

一段摘錄自五歲起即患有思覺失調症的瑞士女性的自傳內容，其中令人目盲的光亮支配一切，卻讓她覺察「不現實」的存在——是否這位患者也來自柏拉圖洞穴？所謂的「瘋狂」正是在這種不現實的光明國度裡；這個國度也包括史瑞伯的光束，帶來了攻擊般的詰問與取笑。

> 對我來說，瘋癲斷然不是一種疾病。我不相信自己生了病。它毋寧是一個與「現實」（Reality）對立的國度。在其中，不留情和讓人目盲的光支配了一切，不給陰影留下任何餘地。它是一個無邊無際的巨大空間，一片平坦。它像是月球表面，冷得有如北極的荒原。在這個不斷延展的虛空中，一切都是不變、一動不動、凝結化和結晶化。（……）這就是瘋癲，它帶來的啟蒙是讓人知覺到「不現實」（Unreality）。所謂瘋癲，就是發現自己被無所不在的「不現實」包圍。我把它稱為「光明國度」，因為它閃亮、眩

目、好像星星、好冷，讓包括我在內的一切都處於極度緊繃狀態。[5]

如果說，光之於經驗主體以三種形式表達——起初是啟蒙的真理之光，接著光明國度的不現實感使人緊繃而癲狂，最後抵達洞穴外的世界之光讓人畏懼迴避甚至帶來死亡的結果——這三種光束形式同時不幸地為史瑞伯所經驗：光束的神聖性結合所帶來的幸福感、光束的監視和折磨，直到史瑞伯死前呈現完全瘋狂。於是，史瑞伯的妄想在精神醫學下轉換為瘋狂的「啟蒙路徑」：妄想作為理性世界下的陰影，在理性之後成為瘋狂，它被理性賦予了危險讓人畏懼的毀滅力量，同時最終也交由理性毀滅了自己。傅柯的「瘋狂的雙重編碼」仍記憶猶新。精神醫學的啟蒙之光相似地同時造就了自身的專業知識與價值、患者的瘋狂行徑猶待治療，以及社會對精神疾患的恐懼感受等三種結果。於是，妄想既是患者（如史瑞伯）的山洞內現實，也是精神醫療體系企圖否定的洞穴外錯覺。

多樣性的貢獻

在二十世紀前四分之一時間裡，人類學竭盡心力反駁「具備邏輯推論、系統化分析的現代思維，自以為優越於那些展現神祕力量、雜燴而糊塗的原始思維之上」這種狹隘主義

（provincialism）。6 人類學曾經試圖探究野蠻人是否具備能力分辨事實與幻想，如今轉而探索他人如何組織對自己具有意義的世界——不管他們是住在（太平洋）海的那一邊，還是住在（精神病院）迴廊的那一端。7 上述葛茲在〈當前我們的思維方式〉一文裡的這番話，猶如一則來自過去的預言應驗著此刻本書的主題——葛茲認為這是一項文化詮釋學（cultural hermeneutics）的理解任務：無論是歐洲人如何理解美拉尼西亞群島居民，也包括精神病院裡的二道門連接廊道那頭的世界，人類學都試著探索彼處的世界，了解其中所指涉的事實或幻想，如何對他們來說是有意義的。

這項文化詮釋——也許可以理解為人類的思緒和行為模式——的核心主張，來自一九二〇至三〇年代美國社會科學界對於人類心智活動有著「統一與分歧」的不同見解：前者指涉內在心靈深處，並以心理層面上的意義發展出極端的同一論觀點，而後者則是涉及社會現實，且透過文化層面上的意義發展出極端分歧的多元論點。以一種極為扼要方式摘錄這兩方學科代表的精華便是：人類學試圖透過田野工作證實不同族群的思維行動是一項文化產物時，心理學將思維作為一項過程因而努力使人類的行為機制朝向普世皆同。[2] 兩

[2] 這其中人類學面對的提問是：既然不同族群有其各自的文化世界觀以及其中涉及的領會、價值和特定的心智過程，那麼「每個民族理當屬於它自己的心理學」。於是，如何在不同族群之間有關人類學的文化論述和屬於他們

方論點並駕齊驅互別苗頭。然而時至今日，對於「思維統一」（作為一項過程的心理學）或是「思維分歧」（作為一項結果的人類學），二者之間的關聯甚或是給予對方的激發和影響，這類討論感到愈加無法迴避的同時，卻發現愈加困難統合。

這種艱難之處在於，當代不論是科學研究或是人文學科，試圖提出一種「全盤性」的取向、看法和世界觀，都已經成為一種幻想。沒有任何學科的思緒或論述可以全然掌握人類的思維和行為，甚至所謂的「人類的思維和行為」這種概括性說法都值得商榷。「單一的人文主義已經徹底消失」——孤獨的思想家無法區分神話與夢的差別；「數學方程式所給出的理性美完全無法保證數學家的心智正常」（按照葛茲的說法）。不管我們的研究目的是偏向科學的標準定義還是展現人文視角下的紛繁樣態，又或者我們致力於從事某種不可能有「也許」的事業，或是一項必須抱持著「或許」此一教條的學問，我們都需要更進一步意識到當前思考方式的複雜性。[8]

這正是葛茲以為當前的人類學知識任務：理解現代思維的紛歧特徵，透過「描述」展現這些特徵的意義，而對於事物處境的模糊性與不確定性，並非採取「化約」的手段，讓自己選擇了容易理解的那一方作為自己的立場。[9] 這也是《路徑》裡，作者克里弗德提及的「清澈的不確定性」概念，為的是持續擾動我們對於事物複雜現象的不同看法，包括過程中協商、欺騙、抵抗、衝突或互惠等各式各樣不同的經驗，而不是以另外一套簡單的新見解，好讓我們去覆蓋或是摘除原先的不同觀點。[3]

無論是複雜性或不確定性，重要的是，這將增進我們對於那種紛歧性的認識：「倘若存在著一種普遍的意識，它的內涵是一堆雜亂無序的、帶有許多無法完全通約的互動觀點，那麼，這種意識的生命力便有賴於創造出讓互動得以發生的條件」。10 這種互動帶來關於現實的評估、挫敗的檢討，或是關於精神疾患本身的認識——對我來說，這種互動條件正是本章關於「多樣性」的討論。葛茲在《燭幽之光》（二〇〇〇）收錄了一篇期刊論文〈多樣性的用途〉（原論文於一九八六年出版），此處以論文中酗酒的北美原住民故事作為本書最終的討論主題，其中涉及醫療資源、道德、文化剝奪等背景，從而自人類學的文化多樣性轉向臨床多樣性的討論。

美國西南方的一個州政府訂定了重大醫療器材的使用辦法。制定這個辦法的是一群來自東北方醫學院畢業的熱情年輕醫師們。這個醫療器材排隊使用辦法因受到反歧視法的約

自身的心理學機轉模式二者之間創造出一種改良版論述，出現了道格拉斯的新涂爾幹主義。但這仍讓葛茲感到厭煩——這結果導致了原先不同族群的心理過程的認知相容性（comparability），變成不同理論論述之間的概念通約性（commensurability）的問題（1983: 148）。

[3]「清澈的不確定性」原文為lucid uncertainty，出自Clifford 1997: 13, 50；中文譯本《路徑》（二〇一九）為頁一五和頁六二。同時見林徐達二〇一九。

束（antidiscrimination codes），包括某種道德的激發，排除了使用洗腎機的支付能力，而端賴需求的迫切性和申請的順序。但原本一項用意良善的設定，卻導致出乎意外的發展：酗酒的印地安人獲得稀罕的洗腎機之後，並不如預期節制飲酒，反倒在某種程度上讓酗酒的印地安人認為「既然我可以一直使用洗腎機，那麼我便可以繼續飲酒」，直到酗酒者因病過世為止。

這顯然是個問題。以醫師的價值觀來看，酗酒的印地安人霸占了洗腎機的使用，並且妨礙其他排隊等著使用這台機器的病人，同時也拖累了這台機器的使用效能。對於一名醫師來說，病人當然有權利使用此一器材，但或許可以透過某種表面上的醫學理由，讓這位病人離開排隊的行列（葛茲並沒有明講醫師其實就是暗示「病況經由洗腎機獲得重生的機會並不高」這類的說法）。葛茲指出，「他繼續霸占著機器，他們繼續心煩意亂，這樣光景過了幾年，直到他死去。」最終，酗酒者「感謝洗腎機（而非感謝醫師的協助）讓他可以多喝幾年的酒」（讀者同時也發現葛茲此處全部使用代名詞，刻意迴避「酗酒印地安人」的不當族群印象）。[11]

在這則真實寓言裡，並非顯示醫師可能麻木不仁的心態，或是北美原住民族恣縱酗酒的不良行為，也不是暗示醫師或是北美原住民彼此相斥的價值觀。葛茲寫道：「靠酒精迫使命運不得近身的印地安人，與靠機器矯正命運的醫師們，都是當代美國的組成部分。」[12]

葛茲認為「多樣性的使用」正是在「增強我們想像力領會眼前事物的能力。」因而，文化多樣性的重要性在於，「它提供了我們替代的諸多選項（alternatives for us），而不是成為那些替代選項（alternatives to us）。」[13]文化多樣性的用途不僅僅展現他者中的我們，以及我們之中的他者，藉以強調群體的完整性，或是維繫群體的忠誠；身為人類學家或是民族誌學者，我們職業性地痴迷於他處世界，痴迷於將此一他處世界讓人們所理解，這些「原始」、「野蠻」、「土著」是替代我們的選擇，展現了「我們」與「他們」之間刻不容緩的裂隙。因而不管是我們的修辭習慣或是我們的使命感，都需要某種程度的重新調整。

葛茲指出多樣性的貢獻正是將「我們」置於特殊的「他們」之中，把「他們」置於「我們」之中，這不是為了努力設想人們全都相似，正好相反，因為「多樣性」使我們明白這一切有多麼深切地不相像。種族中心主義的致命傷在於它「妨礙我們發現自己所站在的世界的角度」。我們對於那位執拗的印地安人懷有感傷的同情，並非因為我們贊同他的看法——

> 酗酒確實是項邪惡，洗腎機也因此不當地運用在酗酒之徒身上。我們的同情源自於我們懂得他如何習得他的看法，以及埋藏在那些看法裡的怨恨意識。我們也理解他曾經不得不走過一段坎坷之路方才得出那些看法，在其中正是種族中心主義與合法化了的罪行讓這條路變得如此的坎坷。[14]

顯然，此處的「我們」既是人類學家，也是面對彼處世界的此方。多樣性的理解讓我們同時得知醫師的處遇和阻止手段，以及患者仰賴洗腎機的酗酒行為。這當然並非認同雙方的做法，也不是讓我們選邊支持某一方而指責另一方。更多令人洩氣的做法恐怕是提出道德勸說這類的平庸建議，試圖結束這場惱人的擾動，從而迴避醫師的困擾或是思考患者為何酗酒的命運。如此一來，道德論述與受苦主體皆服膺於「醫療中心主義」（medico-centrism）之下。[15] 這不僅形塑某種臨床現實，而是確認了「臨床即是現實」的錯誤認識論。

然而，臨床多樣性包含數種共構起複雜多樣（sophistication）的理解立場。正如同我們可以輕易想像那些排隊苦等洗腎機的患者向醫師詢問：「為什麼你要把洗腎機借給一位藉此可以繼續酗酒的病人，而讓我們的病情惡化卻沒有治療機器可用？」院區住民經常問我：「為什麼社會上那些隨機殺人的神經病關沒多久就放出來，為什麼我們這麼正常卻要住在這裡一輩子？」

這類精神失序者無明確攻擊動機的社會事件頻繁發生，引起莫大程度的社會恐慌（若干程度上也擾動了病院住民面對自己被安置在此的命運），或許刺激了近幾年來國內出版界關於精神疾患和精神醫學相關著作的出版，甚至國內人文醫療論述或是醫療民族誌皆有日漸重視的趨勢。在先驅前輩的努力下，醫學人文與倫理逐漸成為醫學系教育所重視的內容。[4]

當代臨床醫學正反兩陣營一方著眼於精神疾病診斷標準化——「酗酒」（正如前述葛茲描述的故事裡）是一種罪過或是道德缺陷，而如今則成為一項疾病[16]——其中數代版本的變革又與製藥工業研發新藥有關。另一方則是批判「瘋狂」定義以及對於瘋狂的「社會介入與囚禁處置」——這種涉及更多法律與道德的爭議情形，比起洗腎機與酗酒的患者並沒有好到哪裡去。臨床醫療人類學的任務正是如何將複雜多樣的理解，抽絲剝繭般提取出複雜而精細的論述：因而「置瘋狂者於生物醫療機構中」此一命題，不僅突顯了高夫曼式的批判觀點以及反對醫療機構中不對等的醫病關係等論述，並且反映了這個社會形塑出的特殊氛圍，即精神疾病患者成為社會安全的潛在威脅者之際，致使精神病院被賦予專業治療與收容職責，同時又成為是患者的受苦現場。這種轉變的過程正是桑塔格在《疾病的隱喻》中宣稱肺結核不只被視為致死的疾病，而是等同於死亡。[17]

精神病院民族誌與人文醫療論述的交錯協作

今日的人文醫療觀點已經建議病理學診斷必須同時考量社會文化對於該疾患的刻板印

[4] 例如科技部人文司《人文與社會科學簡訊》第二十一卷第四期九月號，二〇二〇。

象，而造成患者的社會壓力，甚至汙名化的疾病標籤成為一項自我實現的預言，惡化了精神疾患或是其他慢性疾病的結果。例如面對一位失去摯愛而處於哀傷情緒的患者，憂鬱症的標準化定義是否合宜；在期待生男孩的父系社會中，懷孕婦女導致「產後憂鬱」的關係；或是同志社群面對社會和家庭反同或恐同的心理壓力造成長期感到抑鬱的影響。[18] 其中，人文醫療論述多以患者作為關注聚焦的主體，若干程度反對精神醫學診斷標準化所帶來的疑慮，並且考量患者的社會文化身分（性別／族群膚色／經濟基礎／家庭關係／倫理道德），以及因此對應的思維話語或行為。然而，人文醫療論述對於憂鬱徵候的診斷標準提出疑慮之觀點仍有其侷限性。

首先，當人文醫療論述強調此一文化主體時，愈是著眼於社會創傷受苦的「人類學式同理」，並且愈是對臨床科學診斷準則的霸權提出批判時，便愈可能過於快速地將臨床團隊納入科學診斷的一方，從而忽略了臨床團隊的職責與專業照顧。二是若將其他精神疾患相似地歸諸於患者在精神官能層次（neurosis）上的社會文化壓力，那麼此一論述模式愈是顯著，患病主體在精神（psychosis）層次上受到的痛苦便愈是受到忽略或壓抑。尤其對於思覺失調症患者來說，幻聽聲音或精神妄想意念如影隨形，而這些聲音或意念積年累月不斷斥責謾罵，造成患者在現實生活上莫大程度的痛苦。三是人文醫療論述強調主體受苦經驗，卻忽略精神疾患病徵的「浮動狀態」——這些受苦經驗的主體敘說當下多是情緒安緩、行為穩定的狀況（不發病或至少具備清楚意識和敘說能力），卻相對缺少陳述患者顯露發病狀況時的混亂行為（拿球棒砸毀家中傢俱、放火燒房子、虐殺家中寵物等發病行為）。這三種現象導致的結果是，無論是擔負起醫療照顧的臨床機構，或是承擔社會文化壓力的受苦主體，乃至精神疾患本身，都受到若干程度的忽視或是部分理解。

不管是臨床團隊看見發病患者失序行為所給予的醫療處遇，或是努力揭露在自身社會文化下承載受苦經驗的人文臨床主體論述，雙方的理解都是「部分真實」。[19] 它彰顯了二者共同面臨此一困境：今日的醫療解釋模型是否有能力描摹一幅較為全貌的患病經驗時（illness experience），並不損及病理學下病徵發展（symptom development）的認識，並且提供合適的疾病照顧（sickness care）？因此，在朝向臨床文化體系的多樣性理解時，尤其是面對精神疾患成為一種社會汙名，患者被視為是不預期的社會傷害者，而同時精神病院成為監禁且危害主體的機制，這不僅僅是一項呼籲——我們需要建立社會安全網、改善醫療體系與服務、了解患者的苦楚創傷——而是必須將「多樣性」理解作為一項方法論，才能具體闡述精神疾病患者的患病經驗和社會受苦。因而，當代人文醫療教育不僅著重於文化主體經驗和脈絡，更重要的是，如何透過「臨床多樣性」的觀點重新詮釋瘋狂存有論和受苦主體倫理。

國內在一九九〇年代自楊國樞教授於《本土心理學研究》創刊號以來，致力於本土化心理學知識論與方法論的討論與省思，有關「主體存有哲學」課題，余德慧、林耀盛、李維倫等三位作者提出「裂隙／缺口」作為精神病主體的「心靈療遇」動力學歷程；本土臨床主體論述、理論概念化與本土臨床心理學的研發進程（李維倫，二〇一七；林耀盛，二〇一一）；「文化與話語」主題，如余德慧（一九九七）、宋文里（二〇〇七），或是以儒家思維作為理解華人文化社會心理之路徑（見黃光國，二〇一一）；強調受苦經驗（余德慧，一九九八；彭榮邦、翁士恆，二〇一八；翁士恆、彭榮邦，二〇一八），性別議題（林耀盛，二〇〇二），以及特定族群文化議題（蔡友月，二〇〇九、二〇一八）等。

這其中，有關「受苦主體」主題帶領我們回返余德慧教授的「文化療癒」和「人文臨床學」之觀點。[5] 余德慧透過「人文臨床」的觀點主張健康與疾病並非對立之兩面，當「健康」是一整全而平穩的狀態，那麼病理也只是健康的缺失，是來自於外的力量對人內在平衡帶來侵擾，如此一來「常態」與「非常態」也不是全然對立的概念，瘋狂亦不會是理性的對立面。[20] 林耀盛在一篇論文評論臨床心理學的古典職志，多藉由臨床徵候與診斷「以類籌化個體的身心狀態範圍」，成就一種以經驗與分析邏輯為基礎的心理病理學知識，進而期許自文化歷史、本體哲學，乃至精神分析等面向開展「自我／他者」的心理學研究。[21] 挪用前述葛茲的概念，「文化療癒」和「人文臨床學」以及回溯凱博文的「文化醫療體系」正是提供這種多樣性的理解，讓我們得以看見生命的諸多選項。

如此一來，我們方有能力引領受瘋癲之苦的個人回到人倫網絡，回到其在文化語言之中所形塑之自我感：「人們利用文化語言自身經驗他們的感受及理解自己的處境；同時，人們也採用文化語言自身去安置他人的病體位置。」「生活世界的受苦經驗是由常觀中出現『異觀』，而作為社會地存在的常觀是沉默的背景，異觀的現身是受苦經驗的起點。」林耀盛延續「瘋癲與受苦」主題，提出「如何理解相異他者？」的討論，強調存有形式認識精神病理現象，而非僅仰賴診斷技術，以作為對「正常與存有」的心理學反思，進而提出「同理共感」視受苦經驗為一項道德層次的倫理行動。22

因而，將「臨床多樣性」視作方法論此一命題需要人文醫療主張的「文化語言的同理共感」與人類學的「臨床民族誌」的交錯協作——我們知悉同理共感將過於容易落入「我們都是人類」，進而產生對於精神疾病患者的同情與憐憫（某種程度這也容易落入「將患者客體化」的風險），於是人文醫療學者著眼於受苦經驗的社會倫理性，人文醫療因而強調在地文化對於生物醫療觀點建構臨床現實的補足說明。同時，人類學者透過民族誌調查模式的近身接觸和系統性觀察，理解精神疾病患者的心理病理思緒與行為。這種「臨床多樣性」開

[5] 同時見余德慧、余安邦、李維倫，〈人文臨床學的探究〉，《哲學與文化》第三十七卷第一期（二〇一〇），頁六三～八四。

展了本章開頭葛茲對於人類思維模式的「心靈過程 vs. 文化結果」的論述，同時這種「文化語言的抒解與詮釋」，正是當代臨床民族誌的調查任務：在受苦現場之中向既有的醫療科學理性提出省思，包括揭露文化主體的敘說與生命、形構安置機構的知識體系，進而同時領悟精神疾病患者的心理病理處遇與社會命運。[23]

對病院住民來說，他們表達了一種自身與這個世界若即若離又束手無策的艱難處境，因而抱持一種執拗又奇特的強烈信念，藉以抵抗此一無形且龐大的受制感受。但這不是讓我們單純憑藉精神醫學的臨床診斷來解釋這些妄想病徵，或是透過文化主體經驗否認精神醫學診斷的標準化，而是藉由人文醫療觀點和臨床民族誌二者對於精神疾患徵候的詮釋，使得臨床診斷與照顧開展出更大的可能性：我們所認識的精神病性疾患不僅僅作為一項疾病的病理特徵和診斷準則——從中我們得知盛行率、活躍期、情感語言意念、精神障礙干擾、共病特徵、妄想幻覺、亞型、病程——並且還包括精神疾患在文化社會下如何彰顯安置機構的社會處遇、瘋癲的防衛態度，患者對其人生命運的無法理解或自圓其說、卸脫不了的道德式指責，或是家庭工作情感欲望等挫折，進而反映出自身獨特思維，以及那一個表面上看起來是混亂行為的生命因應方式。

這種人文醫療與精神病院民族誌的方法論總成，或許此刻作為一項挑戰，會比起作為主張來得更為急迫。這其中特別對於思覺失調症而言，如何完成人文醫療觀點下的主體敘說？特別是對於某些具壓倒性力量的幻覺或妄想，患者可能「服從於意志喪失的感覺，無助而被動地承受這些折磨」，雅斯培筆下的「即將到來的冷漠」，是否會誤導我們所以為的主體經驗？[24] 如此一來，主體的自我混亂作為思覺失調症的重要特徵時，如何達成以敘說經驗為主的文化主體？[25] 這使得今日人文醫療的主體論述最大的挑戰，恐怕正是精神疾病患者對於自我意識的改變（導致卡夫卡筆下的格里高經歷去人格化）、分化（迫使史瑞伯不斷拉開另一個自我的緣故，得以確認自身的存在），或是植入（讓詩人波特萊爾因此進入某種奧祕之中）：

> 有時候，你會發現一個人的意識天性消失了，而客觀現實如同一位泛神論詩人以異常方式出現。外在事物使你忘記了自己的存在。不久，你便會融入其中。看著風中彎曲的樹，身為詩人，你將其視為自己的自然象徵，但在短短幾秒鐘內它就變成了你。你將其歸因於自己的熱情、嚮往和憂鬱。它的嘆息和揮舞變成了你的，很快你正是那棵樹。於是鳥兒在蔚藍的天空中飛去飛來；牠先是代表著永恆的渴望，超越人類的關注，但突然之間你已成為這隻鳥。讓我們想像你坐在那裡抽菸。你的注意力在藍色菸斗上停留了些許時間……透過一種奇特的等式，你會感覺自己正在彎曲，你將成為菸斗（感覺像菸草一般被塞進菸斗中），並相信自己有「把自己當成菸抽」（*smoke yourself*）

的奇特能力。[26]

古德在《醫學、理性與經驗》最後一章提及以「審美觀點」作為理解患者世界的方式：「這並不是說患病是一件美好的事物……(但卻）存在某種精細複雜的文化美學。(……）審美對象不能化約為帆布上的油彩或某一樂曲甚或是它的表演（……）依此類比，疾病便不只是某個人身體上的一種生理或生物學狀態，它也不是這一種狀態在患者經驗或在疾病的某種套定表達中。」[27] 例如，自稱妄想狂的達利一生都在為妄想症的詩學價值做「神聖見證」，宣稱「我譫妄，故我存在」(I am Delirious, Therefore I am)。達利認為妄想症是一種消極的自由書寫與幻覺的積極對等物，是對現實的一種妄想性解釋。一九三〇年七月，達利〈腐爛的爐子〉發表於《服務於革命的超現實主義》：「妄想症不同於單純的幻覺，它是透過一種連貫邏輯批判方法維繫自身，所以它具有一種現象學特質，能夠產生雙重形象，及對某一對象的再現，即對另一完全不同對象的再現。」[28]

藝術家這種雙重形象使得古典精神醫學基於科學理性對於妄想、瘋癲的診斷歸於無效。就達利看來，只有透過妄想形式的解釋，幻想的真實與現實世界透露出隱祕的結構秩序。於是對藝術家來說，妄想是對現實的一種闡釋，妄想症對現實的知覺是一種對現實的象徵性重新秩序化。於是乎，我們在馬奎斯「去現實化」的知覺扭曲經驗下、達利〈腐爛的爐子〉對於幻想與現實的雙重形象裡，甚至夏目漱石的《我是貓》小說主人翁化作一隻貓的敘述中，體驗到藝術創作下的人類現實世界。換另一種方式來說，我們也在劉勃麟《隱身在城市裡》（二〇一一）的關係妄想、謝德慶《打卡》（一九八一～八二）的強迫症，或是張洹《十二平方米》（一九九四）的受苦與「忘記現實」（他的說法）裡，看見了關係妄想如何成就了城市隱身術、強迫症給予了藝術偏執的心理動力，而瘋狂方能突顯最為日常底層的受苦現實，卻又弔詭地成為一項行為藝術。

又或者一名孤僻型人格障礙症（schizoid personality disorder）的患者，當她拿到一張空白的TAT圖卡時，並且受到指導語的鼓勵，向臨床工作者說明這個情境是怎麼造成的，此時發生了什麼事？她回答：「整個世界上的一切，無論是在現實中還是在我的想像中，都被一台極其緊湊的機器回收和壓縮……並濃縮成一張卡片的大小。」[29] 患者這種自我意念的投射方式，不免讓人想起普魯斯特在《追憶逝水年華》裡，藉由一杯椴花茶，讓整個貢布雷和周圍所有景色，都從這只茶杯裡浮現出來。當然，患者這種表達自身受到外部世界壓迫和擺布的經驗性修辭，往往更常出現一種「偽哲學沉思」（pseudo-philosophizing）——一種猶如包羅萬象卻又難以捉摸的經驗，展現對存有的存有性（being of Being）和對非真實的非真實性（unreality of Unreality）的空無經驗。[30]

但這並不是暗示文學或藝術賦予了潛在精神疾患徵候者某種創作成就或鑑賞能力，藉以對抗歐洲文藝復興以來對於理性與科學的過度追求，或是現代精神病理學著重於生物醫療的解釋。這也並非暗示愈是激情的文學或藝術創作，將愈有助於肯認其混亂的行為。文學裡充滿扭曲的生命形式、異質的命運或是具震撼的藝術創作，和精神病理學上定義的思覺失調症疾患和依據標準化診斷下的妄想徵候，二者之間有關奔放的情感與癲狂的舉止之關聯性，一時之間似乎說不上什麼論證，甚至對於這些精神疾患徵候至今仍不完全了解，更多著墨的重點是機構／科學／理性，與患者／道德／情感各執一方。但在此刻，至少在最低限度的企圖上，這二者彼此向對方證明還有其他詮釋方式的存在。某種意義上來說，我們需要「可以不是什麼」以及「還可以是什麼」的多樣性理解。

這種審美論述或許過於浪漫化精神疾患——這並非是這本著作的企圖——而是在臨床場域了解精神疾患的病理徵候和醫療處遇之後，我們才有能力理解患者的受苦經驗和機構的臨床照顧。因此，我們看見患者努力適應、克服，或是與疾患相處，也明白前一章臨床機構的脆弱性。這也並非展現醫療照顧的人性光輝，而是表達另一種現實——一如葛茲對於多樣性的貢獻所云：將「我們」置於特殊的「他們」之中，把「他們」置於「我們」之中——他們是如此和我們不同，卻和我們一樣試圖否認、克服或接受痛苦。正是如此，它才彰顯了「我們都是人類」相似的受苦經驗，共同在「常態」與「異態」的兩個世界之間穿梭生活，如此方有能力獲得同理共感的文化語言。

在雅斯培的著作中記錄著「病人克服自己的疾病病徵」的方式：患者自妄想經驗中發展出一套妄想系統，諸如針對幻聽不斷重複瑣碎的短語或無意義的零碎語句的內容，「評論聲音始發者的愚蠢性」、透過「被動式製造」的防禦機轉，作為各種分散注意力的方法，包括運用自己的錯誤知覺有意識地喚起「假性視幻覺」（visual pseudo-hallucination）並樂在其中、藉由自我控制（self control）抵消令人不悅的干擾，或是透過意志的努力積極解決精神疾病中的身體不適以及異常的精神生活帶來的痛苦感，或是以被動接受或變得冷漠來讓自己適應這些徵候。31 這使得今日的臨床團隊捕獲到思覺失調症患者的「典型症狀」：「雜亂無章的思考、脫序的言語、僵直或緩慢無組織的動作、現實感的扭曲、不真實的知覺、情緒平板或不適切的情緒表達、退縮至私我世界。」[6]

如此一來，我們需要思慮的問題，不只是DSM的診斷標準究竟是否倒果為因——將患者克服疾患所帶給自己痛苦的努力，誤譯為此疾患所帶給患者的病徵表現——而是涉及一項倫理議題：它徹底再現了前述北美主流價值階級對於「酗酒」行為的單一認識，單純以為酗酒之徒霸占洗腎機，辜負了原先在道德上的設定美意；而「合法化」了的DSM診斷標準若干程度上也「妨礙我們發現自己所站在的世界的角度」。這不是引導我們否定DSM診

[6] 見本書第一章有關二〇一三年制定的DSM-5診斷標準。

斷標準的貢獻，正如我們必須對於醫師致力於拯救腎衰竭病人表達敬意，而是在「臨床多樣性」的討論中，開展思覺失調症患者與疾患共處的存有倫理，得以幫助我們同時看待疾病與患者以及二者在臨床現實與受苦主體共構下的綜合認識。換言之，透過這種「存有倫理」的視角重新認識思覺失調症與患者彼此之於對方的意義——這既是對患者生命經驗的闡釋，也是對疾病以及疾患語言的倫理結構提出探究，作為疾病文化政治的本體論基礎。

一直以來，疾病（ill）帶有一種貶低概念，並且意味著負面價值。[32] 疾病在宗教或道德上則被理解為罪惡和贖罪（guilt and atonement），或是被視為自然界的某種失敗，因而被詮釋為對自我或人類感到無計可施的考驗挑戰、讓人類因為疾病而感到自身無足輕重的結果。透過這般詮釋，使人們對於如此無法承受的事實感到放心，並且幫助患者自我評估，藉以安慰或強調不幸。當人們使用健康和生病（sick）概念來評斷生活現象和人類自身表現時，卻對於精神疾患帶有藐視態度，並以墮落和不健康（degenerate and unhealthy）來面對某種人格、心理現象或表現。

結果是，當我們面對「生病」概念時，卻發現自己愈來愈不了解健康和生病可能意味著什麼。[33] 當疾病帶來挫敗的負面概念時，而精神疾病患者更是遭到雙重價值貶低——在醫療上被定義為不健康；在道德上被賦予了罪惡與墮落。於是，思覺失調症患者在心理病理詮釋意義上失去他的世界，也在社會倫理層面上被他的世界所遺棄。

> 自思覺失調症開始，患者便從「共同體」（togetherness）中離開，成為一種不具實質性的存在方式。就這個意義上，患者會說：「一個人失去了最基本的自我感覺」和「感覺從自身和自己的身體受到驅使。」「思想已經突破界限，而自我只是一位旁觀者。」（……）先前的世界與之疏遠，對他不再具有任何意義。基本情緒的改變，成為他存有變化的一種表達，隨著他所認識的世界的衰落，向他揭示了一個新的世界。（……）在啟迪和狂喜的時刻，生命仍然繼續前進，但卻不再具有未來。存在本身只是在一個失去連續性的生活隔離中的自我體現。然而，患者仍然以某種方式理解了阻礙理解的東西，但卻是借助過去所獲得的闡明。因此，思覺失調症患者自身以虛無的現實存在。此刻懸浮的夢幻般生活將他帶離了自身熟悉的世界，成為了一個沒有基礎的世界。他不再屬於原先世界裡任何地方，沒有共同體，也沒有了自己。他體驗了自身歷史性存在（historical Existence）的解體，這是對他生命意義的毀滅，他的世界末日。[34]

於是，對於一位飽受干擾的患者來說，精神疾患帶給他雙重方向的痛苦：一方面是社會對於精神疾病的汙名，而這種汙名化的形塑顯而易見：偶發的社會攻擊事件放大了精神疾病對於大眾潛在的危險性，導致了精神疾患在媒體平台迅速地與危險畫上連結；生物醫學的病理解釋仍然不明，難以協助大眾認識並確認精神疾患病因；自身文化缺乏一套語言模式加以銜接這些病徵行為，從而擠壓了家人接應的可能想像等。另一方面又是疾患病徵對於患者直接的生理、情緒和意識的干擾：幻聽內容和責備口吻、被害的臆想、疾患對自身身體和心志的折磨、藥物帶來的副作用，以及失去對個人生命觀（personhood）的想望。這些內外經驗、認識和翻譯，迫使他們成為社會上多餘的群體、文化中靜默的空缺、家庭裡無從接應的親人，最終陷入如何面對自己的困境和他的「世界末日」。

如此一來，思覺失調症患者的生活處境常在道德、社會和家庭經驗下，成為一種社會性受苦的基礎，並且在安置機構下累積形成患者無可逃脫的宿命觀。這類無法擺脫的命運感，正是來自社會長期以自身的文化和道德價值標準，所評予這群精神疾患人們的「社會危險」標籤。這迫使精神疾病患者成為社會邊緣的「沉默大眾」，而日常生活則成為了一份「不為人所閱讀的生活文本」。[35] 這是「社會創傷」研究的興起背景，揭露了底層大眾的生命世界，以及伴隨著文化情緒與社會道德的創傷與痛苦，包括社會意象、生命價值、身體疾患和對應的醫療體系機制，以及社會道德和個人命運二者的纏繞關係。

「逼近現實」

用上述這種社會創傷的理解立場來看《卡塔莉娜》(二〇一九〔二〇〇五〕)，是否可以讓我們從受傷者的生命敘說中，瞥見那一個殘酷的現實世界？甚至，患者的主體言說是否意味著我們從病理學診斷朝向人文醫學邁進一步？我希望這本民族誌的評論將有助於回答或加深精神分析層次上的個案言說，以及回到臨床處境所面臨的問題。

作者畢尤在《卡塔莉娜》一書中陳述「生命療養院的『生命』(*vita*)代表的是一段社會性死亡的人生，是一種集體性的死亡命運」，那麼這些關於「人」的話語便會成為「他們努力試圖超越這種等死的個人生命觀」。[36] 書中的主角人物卡塔莉娜是一位三十多歲口齒不清的女性，作者初次與她認識時(一九九七)，認為「生命療養院就是她的終點了。卡塔莉娜就跟此地的許多其他人一樣，都被留在這裡等死」。[37] 然而，日後漸感興趣的畢尤發現，卡塔莉娜的自我書寫是「真實的奮鬥，她心靈生活的日常世界」，而這本民族誌隨著對於單一主角人物的逐漸認識，「逼近現實處境」成為該著作隱藏的彩蛋主題——試圖將現實的「某塊拼圖終於得以展現在我們眼前」。[38]「逼近現實」原先是本書攝影師托本．埃斯可拉德的說法，作為照片中這些人的「個人證詞」，畢尤認為這是將「悲劇經驗得以為人所見的誠懇嘗試」。[39]

最終，在這本民族誌的後半部，當作者逐步從療養院踏入卡塔莉娜的家庭和醫療紀錄等，發覺主角人物的病徵是一種遺傳性體染色體顯性疾病（稱之為Machado-Joseph disease）。[40] 此一真相大白一方面回溯原先卡塔莉娜的「瘋言瘋語」，證實具有若干程度的真實性，另一方面當作者最終回溯卡塔莉娜的一生時，發現其家人從原先對主角視作「瘋女人」的回憶，改變為「她受了很多苦」。[41] 為此，畢尤寫道：「回憶的價值竟是如此啊，（……）我也不太確定這句話除了表達出一點哀悼之情，還能有什麼意義。」[7]

這是一本令人動容並且結局意外曲折的民族誌紀錄，書中許多來自受訪者的話語作為章節標題始終發人省思：「死一般地活著：外表死了，內裡活著」（序）、「愛是背棄者的幻覺」（卡塔莉娜的自我書寫）、「我是因為人生才變成這樣」（卡塔莉娜的話語）、「想把我的身體當成一種藥，我的身體」（第四部家庭），或是引述主角的話語作為某個章節篇幅的最後收尾：「我的病是時間的病」／「時間是沒有解藥的」。[42]

但這些具有「啟示意涵」的病人話語與書寫究竟是由誰給出的呢？此一主體話語文本賦予了更多問題：「單一主體敘說聲音的被聽到」是什麼意思？或是研究者如何進入主體的言說，而讓語言變得有意義？從何時開始，民族誌中報導人的話語被大量引用、被大規模現身？這種現身是什麼意思？意味著什麼？當章節篇幅結束在卡塔莉娜的回覆：「我的病是時間的病，而時間是沒有解藥的」時，作者究竟想表達她的無奈還是話語情感上的詩意？

作者為何不繼續澄清受訪者這種「無奈」心情是集結過去的經驗，還是面對未來的想望？或是接續詢問「所以你現在打算怎麼辦呢？難道讓這樣的病痛『繼續走在一條沒有出口的路上』嗎？這是你面對未來的決定嗎？還是你在抱怨此刻無能為力的處境？」

無論如何，卡塔莉娜的回覆逃脫了作者應有的追問。

朝向精神分析的旨趣來說，「我的病是時間的病，而時間是沒有解藥的」讓疾病反向證明卡塔莉娜自己曾經的存在，而此一存在正隨著時間逐漸消亡，並且透過這種錯過而無法挽回的自我凝視，逼近真實界的自身存有。正因如此，這些片斷話語的擷取方能成為展現現實的每一片拼圖。但是，當作者決定讓卡塔莉娜的話語成為該章節的收尾時，這種「開放性結局」的安排，讓讀者逼近卡塔莉娜的現實了嗎？這不僅是作者的民族誌書寫策略，也涉及了民族誌方法論的倫理議題——章節標題既是卡塔莉娜的話語，亦是作者極具選擇的編輯決定。

當作者解釋該如何處理卡塔莉娜追尋其歸屬感的奮力搏鬥的民族誌方法論時，以為「最

[7] 相似的情境也出現在《大偽裝者》（*The Great Pretender*）作者的身上，作者卡哈蘭因出現幻覺、精神錯亂、認知功能下降而被診斷為「情感型思覺失調症」，而後進行腰椎穿刺時發現這是來自神經系統的病毒攻擊大腦所產生的症狀（Cahalan 2021: 16-18）。醫護人員從原先的冷淡，「後來態度不變，展現同情與理解」。作者繼續說道：「彷彿罹患精神疾病是我的錯，而生理疾病則是『不應得』、『真實存在』的事物」（2021: 55-6）。

簡單的做法就是先暫時停止診斷，找出聽她說話的時間，讓卡塔莉娜把故事來回反覆地說，並把她說的話當作與一個現已消失之生活世界有關聯的證據，然後，從頭到尾都必須尊重她、信任她」。[43] 這造成了兩層面的困局：

一是那個「試圖被理解的言說主體」究竟是誰？透過作者柔軟而努力營造文字背反的修辭效果，卡塔莉娜的敘說紀錄帶領讀者前往一個由作者所編輯的命運哲理世界，但這是卡塔莉娜的世界嗎？又或者，作者在民族誌紀錄裡寫道「在書寫的此刻，我聯想到的是一場（拉岡）的報告發表會」、「我立刻聯想到另一件事（……）」。[44] 畢尤覺察到他身為作者正在引導讀者如何構思自己的理解，而不是呈現卡塔莉娜的想法嗎？但這確實是畢尤的意圖？還是他之於卡塔莉娜的移情作用？如此說來，卡塔莉娜真的作為民族誌敘說主體嗎？

二是這個「最簡單的做法」恐怕是最具困難度的要求。在精神病院的照顧經驗上，臨床工作者面對的是住民們年復一年反覆著同樣的話語：「我是被政府機構陷害的，我根本沒病。」但在這位患者的病歷紀錄上記載著「放火燒房子、拿花盆無故砸樓下路人……」。或是一位已經入住精神病院超過三十年的住民解釋著：「我只是有糖尿病（借用高夫曼的說法），下週我家人就會安排我出院。」當臨床工作者當下聆聽住民這類話語時，同理與面質二者同時並存：「你覺得被誤解了，這根本是一場錯誤。」同時釐清這套「被誣陷」的系統規模，或是繼續追問：「可是你這句話上個月就跟我說過了，但我沒有看見你的家人幫你辦出院？」換言之，面對卡塔莉娜，這並非落在尊重與信任的層次，也無法阻止診斷的思緒。

甚至，在臨床處境和法規最低要求上，一位臨床心理師在慢性精神院區（更精確地說，精神護理之家）需要照顧兩百位住民。當臨床工作者試圖理解一位患者的無意識言說的同時，當下的情況可能是——

兩個住民不斷到護理站抱怨身體不適三位住民
因為某種突發衝突或是日積月累的不滿正在彼此吵架
一位住民因為某種情緒（也許是病徵干擾）莫名氣憤地
摔東西一位住民因為另一位住民不知何故尖叫的同時也開始
隨之尖叫起來在旁某位住民因此開始用力拍打自己的臉
或是某位住民因為得知家人臨時無法前來探望
因故情緒崩潰不配合吃藥同時另一位住民
因為排泄物弄髒自己身體而僵直抽泣

面對這般混亂場景——文字轉譯上呈現《尤利西斯》（*Ulysses*, 1922）最後一章的意識流表現，容不下標點符號藉此稍做喘息——臨床工作者需要立刻決定此刻該面對誰的需求？當下哪些住民的混亂狀態尚不至於發酵成為立即的危險，可以暫時簡單安撫？

臨床判斷即是一種診斷。

我們確實需要回返精神分析的無意識言說和主體欲望，但處理住民話語的哲理性或是企求言說者語言的無意識結構，甚至僅僅只是回到醫療人類學主張的主體言說，都是一份高成本的病房作業；而在現實處境中，即使是「暫時的停止診斷」都可能是一項若干奢侈的要求。在本書第二章裡，病人不解地回覆我的問題：「他們是神經病啊」（或是回應醫師：「因為我是病人啊」），讓我們看見日常的言說滑落出語言象徵的秩序——果真他們都是「神經病」，無故碰撞這位住民脫臼的肩膀，不也是剛好而已？——從而突顯了精神病院生活的荒謬性，並且形就出關於本書開場中耶誕晚會「三王朝聖」裡意外的喜劇效果。以拉岡的想法來說，「精神病患演出（他們眼中的我們眼中的）精神病患」，滿足了他們眼中的我們作為他者的欲望。

在這場「認真荒誕」的耶誕晚會中，台上的演出住民邀請台下觀眾一同呼救「新生將是救主」的欲望。這是主體的匱乏，也是填補——甚至，這位負責編導的教友住民在數十年前將自己更名為「聖經」。但我們即刻明白此時「聖經」完成了大寫他者的象徵秩序，那麼主體的匱乏還有可能填補嗎？畢尤最終解開了卡塔莉娜「沒有解藥的病」，證明那無關精神疾患，而是遺傳性體染色體變異疾患。然而正因為遺傳便是時間留在世代身體的遺產，因而更加證實了「沒有解藥的時間的疾病」。

如此一來，精神病院仿若陷入相似的困局，因為在這一層意義上，精神病院即是精神分析的所在；整個治療體系正是大寫他者閹割全體患者欲望的手段。於是，荒謬帶來這層在詮釋上的意義：成為對抗疾病攻擊的形式、抗議世界價值的舉動，以及逃逸痛苦經驗的手段。唯有當我們發現了精神病院成為這般奇幻的所在地時，才有能力覺察到住民們所剩不多的一絲尊嚴，以及眺望現實生命的力量。至此，我們終於能夠說出：「荒謬即是日常。」

結論　在「奇幻地」

科學的詮釋總是以一種較為淺顯易懂的繁雜取代不大容易讓人明白的繁雜。而人類學的詮釋經常是以複雜的描述取代簡單的描述。……讓議題更加混亂，而非更為清楚；使事情更加複雜而不是更為簡單。

——克里弗德．葛茲，《文化的詮釋》（一九七三）

現在回想起來，序文裡二〇二〇年底那場「年終耶誕晚會」，是院區在防疫期間難得的大型娛樂活動了……並且直到後來我才發覺這是自己和住民最後相處的田野時光。在那之後，病院因應 COVID-19 疫情蔓延而進入嚴格的管控措施，往後的田野工作僅是零星的觀察與紀錄。

在二〇二一年末全球 COVID-19 疫情逼近三億確診病例，超過五百萬人死亡——這個死亡人數已經超過二〇二〇年五月時的全球確診總人數——Delta 變種病毒持續威脅，剛發現的Omicron變異株則有日漸擴散的趨勢。[1]隔年四月，台灣社會受到Omicron病毒感染的規模攀升，各縣市陸續出現民眾確診。這家精神病院所在縣市的市區部立醫院受到指派作為疫情專責醫院，並且在醫療量能和有限病床的考量下，導致了原先精神病院裡因各種因素有住院治療需求因而安排在市區這家部立醫院的住民，經篩檢結果確定陰性後被迫返回院區，藉此保留醫護量能和床位給未來不幸確診的一般民眾。為了這批回來的各院區住民，本書中主要談論的慢性院區在原本五棟病房外，規畫了第六棟病房及動線以符合居家隔離的要求；專屬隔離病棟所需的臨床照護人員則由其他各棟支援調配，這期間不再返回原先病棟，避免交叉感染。直到滿足隔離天數後，這群住民才陸續返回各自的慢性院區。第六棟病房此時完成階段性的隔離任務；相關照護人員歸隊。

二〇二二年約莫四月中旬，精神病院各院區實施個別封棟感染管制措施，其中我所調查的院區在一個月內確診規模擴大至全院區各棟病房，進入了最嚴格的管控措施階段：全院區所有臨床工作人員和住民悉數普篩，全部院區住民均被限制在上鎖的病室內活動，由護理人員按班表依序將病室解鎖，引導住民分批進食和洗澡；此時檢測結果為陽性的住民連同病室室友，則由護理人員將餐食送進病室。護理人員穿著全密閉式的個人防護裝備（Personal Protective Equipment, PPE）隔離衣進出病房，自然在護理站也無法進食飲水。這套PPE隔離衣的穿戴和脫除一直是醫院平時考核項目之一，但為了保護工作人員不至於受到感染，層層穿脫不易再加上一次性使用，造成有些護理人員無法方便如廁只能穿著成人紙尿褲工作。

在這段嚴格管控期間，由病室第一線的護理人員規畫了必要的專業服務項目（如服藥、傷口換藥、翻身抽痰或提供其他特殊照顧），非必要的臨床專業服務均告暫停。棟外各個專業辦公室執行分艙分流作業，各個空間裡的醫療人員、物品、活動彼此均不接觸。所有具有接觸風險的臨床人員，每日採核酸檢測採檢（PCR）和快篩試劑輪流篩檢。

這種嚴格控管的情景直到幾週後第六棟隔離病房解除任務，同時院區確認其餘五棟病房的住民檢測結果均為陰性後才稍微緩解：開放病室但維持封棟，以防止各棟住民彼此接觸交叉感染的風險，各棟住民因此至少可以戴著口罩在自己所屬的棟內活動，但採分流方式在餐廳進食。雖說戴著口罩，但在這個病院屬性之下要求正確配戴口罩誠屬不易，因此經常會看見住民的口罩正反面戴反、上下顛倒，或是把口罩拉下至下巴位置，甚至直接戴在頭上等這類令人忍不住噗嗤一笑的滑稽景象。

棟內住民每週快篩兩次，心理師等臨床人員改為每週進行一次快篩，進出各棟病房改

[1] 二〇二一年底，台灣確診人數近一萬七千名，死亡人數為八百五十名。到了二〇二二年九月底，全球確診人數翻倍超過六億兩千萬病例，其中六百五十萬人死亡；台灣確診病例達六百五十萬人數，死亡人數超過一萬名。

穿著防水隔離衣、面罩和口罩，但晤談場合仍維持在棟內；職能治療師逐漸恢復棟內晨操的活動。到了後來，則允許部分住民在院區內協助打掃環境、協助福利社和出入門庭的管理。大體上來說，雖然感染管制措施逐步放緩，但一旦發現工作人員或住民確診，該間病房便立刻實施封棟，確診住民連同室友又回到「病室上鎖」的作業流程。並且，整棟病房取消原有的棟外活動安排，除護理師和照服員之外，暫緩其他臨床專業服務。

從這裡可以窺見第一線工作人員的辛勞和隨時面臨的風險，以及醫院在不明朗的照顧需求下對於醫療量能的保留態度——很容易理解的是，這是為了保護各棟住民不至於因臨床人員走動而受到感染，但最主要考量大抵仍是避免臨床人員確診隔離時出現工作人力的短缺。最終，院區各棟病房的確診情況在時而開放時而再次封棟的發展下，有些病房將近一半或是超過一半住民人數確診，甚至某棟男性病房只剩下一位住民奇蹟式尚未確診，於是有了「每週兩次病棟護理人員只為他一人進行快篩檢查」的奇特景象。

整體上，整個院區仍然禁止外出活動，先前的早夜市和重要節日的例行性活動持續暫停。院區在家屬會客安排上，採實體和視訊會客二者並行的方式：解封的病房住民前往會客室與家屬見面；若是家屬想要探望住在封棟病房的家人，則交由主責的社工師協助安排會客班表，以公務用智慧型手機套在夾鏈袋裡，透過護理人員交給住民視訊會客。在這個院區裡使用手機視訊雖不是創舉，但也算是因應此刻疫情處境下頻繁的會客方式了。

某天，心理師戴上面罩和口罩進入病房進行住民的日常性評估作業，這是為了疫情期間仍舊要求執行健保給付的責任額度（見本書第五章）。但常見的情況是，住民看見心理師之後，有的招手示意有的用言語使喚「心理師你過來一下」，有的住民等不及延遲回應，主動過來關心：「心理師我覺得你今天怪怪的。」總之，住民在疫情期間能夠看見心理師進來病房內顯得分外歡喜；而心理師受到住民的話語、身體和精神情緒所包圍，經常導致大宗名單無法順利完成評估。

在幾個星期前，一位坐在輪椅上的六十多歲年邁住民向心理師反應「想念自己的孩子」。這棟病房的主責社工師這陣子請了半年的育嬰假，由另一棟的社工師代為照顧這棟病房的住民需求，可是因為分艙分流的限制，導致了這名代班社工師在封棟期間回到自己主責的病棟，而無法進來病房裡，因此這類要求都交由心理師代為轉達。心理師允諾住民會請社工師安排視訊會客。

這天，這位年邁住民坐在輪椅上一臉惆悵地呼喚心理師過來。「心理師，我兒子是不是死掉了？」過去兩個星期來，這位住民持續向心理師詢問同樣的問題。

「我看見兒子跟我說：『媽，我在這裡。』」

「你兒子怎麼跟你說的？」心理師問。

「他坐在我床邊跟我說的。」住民顯然沒有接住心理師的問題，繼續懷疑著她的兒子有什麼不好的事情沒有跟她說。

「我想我兒子是不是死掉了。」此時住民突然嚎啕大哭了起來，彷若經歷了自己的子女往生的難受。

「你很擔心吧，那我們再去跟社工聯絡一下，看兒子那邊是不是真的有事情。這樣好不好？」心理師一旁安慰時，心裡納悶著兩週前這位住民明明和她的兒子視訊見面過，況且這件事還是自己督促代班社工師進行安排，另一旁則是留意這位住民是否有幻覺、幻聽、譫妄等導致混亂思緒的可能性。

「好。」住民情緒總算緩和了下來。

這場視訊會客的兩個星期後，主責社工師正好結束育嬰假返回院區上班，經由心理師的轉達後，進入病房了解這位滿面愁容的住民的需求。

當天下午，主責社工師遇見心理師，提起這位住民在病房裡淚流滿面啜泣不已，建議心理師介入協助，並且社工師描述了住民向她哭訴「兒子死掉了」這件事。

心理師表示知情（畢竟這件事住民已經講了兩個星期了），並將兩週前安排視訊會客以及這兩週來安撫住民情緒的過程告知社工師。

「但住民說是你通知她兒子死掉了。」社工師不解地說著。

捲入混亂

一個世界。在精神病院裡，臨床團隊擔負起照顧慢性院區住民的生活，會遠多於急性病房裡對於患者精神狀態的衡鑑評估和治療需求，儘管這裡所說的「照顧」可以被視為是治療的某種形式。尤其是病院在疫情嚴重時執行分艙分流模式期間，臨床照顧團隊彼此間避免接觸的機會，面對的只有自己主責的病棟住民，這使得封閉的慢性院區裡，臨床工作人員與住民之間逐漸形塑出一種彼此依附的孤立氛圍。如同第四章中指出「陪伴」所帶來的情緒共振，在意義上以及在照顧職責上都使得工作人員和患者共同參與了治療的過程，這種特殊連結關係造成工作人員更像是生活在住民的世界裡，甚至當確診住民被要求「居家隔離」時，字面上的意象似乎更讓慢性院區具備了一種模糊的「家庭」概念。這種模糊性導致了本書序文中的照服員或是第四章裡的護理師受到住民的辱罵時，之所以感到不知所措或是氣憤難受，正是因為這群照顧者愈來愈難以區分在慢性院區長期相處下，他們與住民之間的生活關係。特別是在此刻疫情嚴控之際，工作人員與住民面對的是相同的感染風險、無差別的處置措施、等同程度的居「家」限制。

很多時候，精神病院的臨床人員因為無從得知互動結果，而無端捲入住民的「混亂」世界——海德格所謂的「拋擲性」（thrownness，德文 *Geworfenheit*），是否包含住民的世界，或者說住民與工作人員共享的「生活世界」？雖說如此，但工作人員與住民雙方在這個世界彼此溝通時，經常指向不同的解讀內容，導致臨床人員時常有一種不同於「拋擲」，而是「被拖進去」（dragged-in）一個出乎意料的世界裡。所謂的「混亂」，正意味著被眼前這個世界無端捲入的經驗。甚至，工作人員一旦捲入患者的世界，他們感受到的不解、疑惑或困擾，正是住民面對醫療處遇時常有的相似感受，再現了第六章裡患者關於「為何我會被關在精神病院」此一問題的質疑和抗議。如此一來，在第一章裡薩茲以為「精神疾病是一種被創造出來的人為疾病，而精神病院正是為了制衡和管理此一疾病」的論點，在此卻是「精神病院捲入了精神疾病裡的想像世界」（借用拉岡的拓撲學概念），混亂感受因此成為臨床人員與病患的最大公約數。

這或許正是具備田野調查經驗的精神醫學家的醫療人類學觀點，與接受過臨床訓練的人類學家的臨床民族誌論述，二者最大的不同立場：前者主張疾病的文化式同理，其中，文化成為一項固定的概念，得以作為支點撐起對於患者受苦的理解。一如本書第四章中葛茲描述十歲男孩的母親與姨媽相擁哭泣，使得在場的男人們陷入可怕的絕望之際，文化經驗既決定了情感的表達方式，也遭到嚴重的破壞。同時，疾病的診斷與治療也銜接於文化經驗之中：爪哇島的巫術咒語、恩登布的疾病怨氣、雪巴人的淡漠、海地的肺結核、分娩婦女的疼痛等。換言之，疾病涉及了文化規範下的詮釋：對外部者來說，患者的「妄想」

正是缺乏這種規範性；而對於內部者而言，妄想是一種朝向超聯想的領悟。

相對來說，後者更強調生活的脈絡，而文化是在這種脈絡下形成對他的世界的回應、行動和精神氣質。這個脈絡的珍貴之處不在於人們所遵守的規範性，而是強調人們面對文化混亂時，何以無法遵守原先所要求的規範。因此我們同時看見了男孩葬禮混亂處境裡的文化變通性：

葬禮過程中儀式的懸置中斷、情緒的狂暴哭喊、延遲的葬禮導致屍體僵硬而必須強行使用刀具劃開死者衣服的淨身準備等，所有這些破壞原有傳統規範的舉動的核心動力，正是為了遵守此一傳統。因而，在維護與遵循規範傳統之間，做出某種的彈性協商：獲得行政長官支持的莫丁，堅持無法主持葬禮儀式但願意開出條件（要求公開宣示成為穆斯林）；裁縫師傅自願儘量避免伊斯蘭教法典卻遭到詛咒般警告；鄰居親友們面對死者靈魂在外徘徊所感到的恐懼，願意某種程度放棄儀式程序中必要的宗教內容，趕緊將遺體搬出埋葬；在地教義派領袖對於時而有效又時而無效的巫術咒語感到不解卻可以接受。[1]

當臨床人員試圖更有效地理解患者的話語，認識到患者與自己在對話的那一個時刻，明白這是一個什麼樣的相處關係時，正是這種臨床文化將醫療人員捲入患者的世界。反過來說，第二章裡那位經常獨處、神情淡漠，與病友互動不佳的患者，臨床人員自然不容易進入他的世界，也因此不容易明白這位患者究竟是表達了克服自己的疾病病徵干擾的努力，進而彰顯出生存的積極性，或是受到疾病干擾甚至擊潰？這些林林總總的拋問始終試圖聚焦於一個處境：「臨床文化」是如何形塑出來的，並且總是帶有隨時解體的張力？

這使得當代人類學家很難對「文化」給出明確定義，其中部分理由是因為在當代跨文化經驗上，愈多的指認只會加速證實更多的反例，而導致語言「在翻譯中迷失」（lost in translation）。因此，文化幾乎是無可言喻的，如同人類學家無法直接給出「理性」的定義，卻可以透過這種方式作為回答：「經驗告訴我們『民不與官鬥』正是一種理性。」這意味著在現實處境下考慮到過去經驗，在此刻所做出的妥協抉擇，但又不排除未來發生改變的可能。事實上，這正是病院住民在遵從病室規範下可能存在的多樣情境。對於文化的體認，更多時候是一種後見之明，作為事後發覺的經驗補述：在事件脈絡中覺察到此刻混亂的處境，因而發現自己被捲入患者的異常世界，才能明白臨床文化下的兩個世界如何荒謬地疊合成為病房裡的日常世界。

因此，人類學很大程度上始終是現實主義式的，是一種文化經驗下關於人的行為詮釋；這其中，詮釋人類學尤其針對行動本身是如何彰顯其背後難以描摹的文化，並且賦予受這個文化所引導的行動給出何種意義的同時，覺察每個人都在變通自己文化中的概念（如同阿贊德人一般）——在精神病院裡，這種「時而有效又時而無效」的對話場景，既表達了思覺失調症的疾患屬性，也形塑了特有的文化氣質。在此一臨床文化裡試圖回應原先以為的秩序世界，因而我們看見協商、彈性、部署、銜接的形式。這些彈性協商或是銜接部署並非因為牴觸了文化規範而做出不得不的臨時策略，是它們形塑了文化並且成為其中的一部分。於是，關於「什麼是文化？」的定義，往往「沒有什麼確定不疑的結論」。[2]

就這層意義上來說，「文化」在精神分析論述中落在真實界的不確定性之上，而非象徵界的秩序之中。這是小寫世界 *w* 的移動：從「此時此刻」（now here）的規範性到「無所適從」（no where）的混亂感受。這是為什麼當心理學強調文化時，仿若視「文化」為一種規範的集合概念時（或許也包括美國醫療人類學對於疾病文化的認識），其中中國哲理和儒家禮節思想塑造了一個明確嚴謹的道德政治，從而建構一套純粹本真的象徵秩序，接著試圖尋找落入真實界的分裂創傷。這種命定且固守框架的文化認識論，使得華人文化知識體系既是一種浪漫想像也是固著教條，因而導致了它的「華人」認同手段既是跨地域性又極具排他性。

現實上，文化本身具規範性卻又晦澀難以定義，提供蘊育教養卻時而衝突混亂。在一個強調道德秩序的世界裡，精神疾病提供了光怪陸離的異質性，它所造成患者的痛苦既是心理病理結果，又落入社會道德範疇。於是，我們原先以為精神「疾患」的診斷與治療，要不依據精神醫學準則手冊，要不強調回返患者的受苦經驗。但就臨床文化觀點看來，二者並沒有太大的衝突——如同酗酒印地安人寓言裡的「我們」與「他們」；如同男孩葬禮裡的堅持與協商——如此一來，我們保有了多樣性理解的可能性。因而文化並非沒有荒謬，並且正是這種荒謬性使得治療者與受治者在兩個世界之中穿梭。曾經在那一個雙方都有著混亂感受的時刻，我們才察覺到臨床文化的世界。它帶來關於「並非沒有」的認識論，讓我們都在迷失之中，在尋獲之前。

迷失之中，尋獲之前

拉岡的博士論文《論妄想性精神病及其與人格之關係》，試圖解決早先精神醫學中「失智症」和「精神病」這組對立觀點——本書第一章提及的克雷佩林做出了最早的重整貢獻。按照拉岡的描述，當時歐洲各學派對於精神病的認識正處於極為混亂的時期，精神病有如謎樣般指涉了「瘋狂、狂暴、妄想、錯亂、失調、精神分裂等表達語彙」，而妄想症（paranoïaque）是其中「最廣泛和最不明確的含義」詞彙。[3] 拉岡透過艾梅個案（我們是否可以說是艾梅幫助了拉岡？）釐清了這個謎團，同時帶領讀者回到佛洛伊德的無意識性欲——在先前的第二章裡，艾梅最終受到宏偉主題和迫害主題裡的妄想內容所驅使，讓理想形象與迫害者成為了同一位人物，以「自我懲罰」的機制解脫了自己，以及在本書中尚未來得及深入討論的同性情色妄想和原欲的倒退。

在本書最後的闡述機會裡，我希望以艾梅作為一名母親的角度來認識她。比起慢性院區住民在疑惑氛圍中感知兒子離世，在艾梅的生命史中，我們目睹了一名母親如何奮不顧身地陷入瘋狂的急迫性，盡一切可能地阻止她的孩子受到傷害。以下的紀錄從艾梅二十五歲結婚那一年談起（主人翁出生於一八九二年），從這個階段開始，艾梅的生命史幾乎等同是她的瘋狂史。[2] 本節以「迷失之中，尋獲之前」分別指向這位母親和她的孩子，並且艾梅妄想世界的核心主題都圍繞在這位孩子身上。「直到最後，艾梅都在精神錯亂中承擔著她的情感重量。」[4] 拉岡的博士論文重新詮釋了艾梅的妄想機轉，但拉岡當時不知道的是，在那之後的現實世界裡，這個孩子企圖同樣以精神分析路徑來拯救他的母親。

患者入院兩週評估紀錄：妄想型精神病（Psychose paranoïaque）。近期精神錯亂最終導

[2] 本節大量依賴拉岡的博士論文《論妄想性精神病及其與人格之關係》（*De la psychose paranoïaque dans ses rapports avec la personnahté*, 1932），以及另一位法國精神分析學家阿洛夫的著作《瑪格麗特，或是拉岡的艾梅個案》（*Marguerite, ou l'Aimée de Lacan*, 1994），作為此一小節的參考文獻，其中我試圖透過改寫、描述、翻譯和比較兩本著作的相關內容，以作為艾梅個案的生命史和疾病史補述。

> 致謀殺未遂。症狀在行動後得到緩解。夢幻覺狀態（État oniroïde）。重要廣泛的核心解釋根基於此普遍想法：對其兒子的威脅。激情系統：對它執行的義務。痛苦造成的多態衝動：朝向作家及未來受害者。緊急執行著作的撰寫。書寫著作寄至英國法院。安靜田園詩般的小冊著作。咖啡因中毒。飲食偏差。因情色妄想和過量有毒物（甲狀腺素）導致前兩項外化解釋。生命態度過晚集中於唯一母性依附之上，造成先前內化價值觀占主導地位，導致長期適應異常家庭和經濟處境。甲狀腺腫不顯著。心搏過速。現階段法律和母親處境適應中。遵從度不高。希望。

一九一七年，艾梅不顧家人反對與同一間辦公室的男士結婚。四年後艾梅懷孕卻開始出現一些精神症狀，包括主要的嫉妒投射（jalousie de projection）——她逐漸發現同事之間的言論都是針對她，並且以貶低的方式批評或誹謗她的行為，甚至詛咒她的不幸。[5] 路上行人對她竊竊私語表示蔑視；她也在報紙上認出了針對她的新聞事件。在艾梅後來寫給拉岡的信件裡說道，自己懷孕期間的憂鬱狀況受到丈夫的責備，使她感到極為痛苦——「噩夢折磨著她的睡眠。她夢見棺材，夢中的情感狀態與白天的迫害交織在一起」。[6]

在第一胎女兒不幸難產之後，艾梅發生了相當程度的變化——她把不幸都歸咎於她的敵人身上。她認為女兒夭折的所有責任都是她那位最好的朋友的錯；她覺得自己身處在偏遠小鎮裡工作，而這位好友就在自己剛生完孩子後不久便打電話來「檢查」她，這實在是太奇怪了。敵意似乎就是從那時候開始的——艾梅中斷了多年來的宗教習慣，並且變得長期保持敵意、孤僻、沉默。第二次懷孕時艾梅的抑鬱、焦慮和類似自我解釋的錯覺再度出現。所幸這個孩子隔年（一九二三）七月安全出生，當時艾梅約三十或三十一歲左右。但這並不保證這個小嬰兒在持續的成長未來裡都可以避開威脅陷害或攻擊。在餵乳這段期間裡，這類自我解釋的錯覺變得愈加嚴重，艾梅變得對每個人都懷有敵意。與此同時，她一度偽造證件試圖前往美國，她表示自己將成為一名小說家在美國致富。艾梅的家人懇求她放棄瘋狂的想像力，但她認為「他們正密謀搶走我正在哺乳的孩子，並把我關在療養院裡」。

一九二四年十月底，艾梅的丈夫提出「療養院休養」的要求，爾後她在那兒住院六個月，也因此中斷母乳餵養她的孩子。院方開出的住院理由是「患有智力障礙，特徵是聽覺和幻覺的被害想法」。翌年（一九二五）艾梅出院並恢復了原先行政管理職位，但她要求調任到巴黎的另一個職位。她表示自己不想再帶著恥辱出現在她的同事面前。在更獲得信任的訪談中，她向拉岡坦言，實際上她一直很擔心：似乎在追捕她的神祕敵人究竟是誰？她不是有崇高的使命要完成嗎？正是為了尋找這些問題的答案，她才想離開此刻的城鎮，前往大城市去。事實上，艾梅正是為了巴黎才要求更動她的職位——一九二五年八月（在她襲擊之前約六年）艾梅搬到巴黎居住。

「在那裡，精神錯亂的她將逐漸建立起這場致命行動的前奏。」[7]

艾梅抵達巴黎後不久，無論是報紙，還是街道上的海報、展出的照片都充斥著與她相關甚至不利的訊息。報紙上的報導和模棱兩可的資訊加強了艾梅的觀點：她從報紙上讀到她的兒子將被殺害，或是女演員前往離她家很近的劇院演出，顯然「是來嘲諷我的」。新聞中所有令人不安的元素都被精神錯亂地使用。而夢裡艾梅看見兒子被淹死、遭到殺害或綁架；醒來之後，艾梅感到極端焦慮，她甚至守候著電報的到來，向她宣布已經發生的不幸。「我非常擔心我兒子的生命，」艾梅在給拉岡的信件裡寫道，「如果現在沒有發生什麼不好的事情，那就是以後會發生了，因為我會成為一位犯罪的母親。」拉岡指出這些恐懼確實在艾梅的腦海中呈現出不同程度的緊迫性。在某些時期，患者似乎很放心。儘管如此，這個深刻烙印在腦中的想法仍然存在：「此刻她不著急，但風暴正在那裡聚集。」[8] 在巴黎這段期間，「未來的受害者不是唯一的迫害者。」拉岡如此寫道。小說家和報社編輯都捲入了艾梅的精神錯亂內容之中，她指控這些人抄襲她尚未發表的書寫作品。

剛來到巴黎的時候，艾梅定期拜訪著她的孩子；三年後，艾梅與她四歲多的兒子正式分開了。她專心投注在她宏偉主題的誇大妄想上，「藝術家、詩人、記者皆被視為社會不幸的大煽動者而遭到集體痛恨。」在這類宏偉主題的內容裡，艾梅感受到人民的未來命運，戰爭、布爾什維革命主義的思想縈繞在她心頭，並與她對兒子的責任交織在一起。[9] 或者可以如此詮釋：這種「沒有了你我什麼也不是」的激情痴迷，賦予了孤注一擲的必要性──「我什麼也不是」改變了情愛的質地，而「孤注一擲」則帶來革命的使命感。

一九三〇年十月艾梅的精神錯亂程度隨著妄想的特徵愈來愈嚴重了：她向她最小的弟弟宣稱，她認為她的弟弟對她的侮辱進行報復；同時，她堅持離婚帶走孩子和「用自己的筆報仇」。[10] 在襲擊前八個月，艾梅完成了兩本文學作品，這與她的使命感和對她孩子迫在眉睫的威脅，顯然有著模糊卻強大的關聯性。這兩部作品在幾家出版商拒絕後，艾梅把它們寄給了英國皇家法院。其中第一件作品《誹謗者》（*le Détracteur*）可以稱為「田園詩」──按照拉岡的說法，這部作品「遠非沒有內在價值」（loin d'être sans valeur intrinsèque）。拉岡給出了一貫精確而苛刻的評語：「人們不止一次會遇到具有真正詩意價值的景象，其中合宜的視景在精確和啟發的完美平衡中找到表達。但在一旁的卻是一條標誌著敏感的通道卻以衝動笨拙的方式爆發。在這二者之間便是中庸之作：表達不完整、表現不佳、缺乏技巧，鮮少能填補思想上的不足」。[11] 而第二件作品《我們愛你！》（*que l'on vous aime!*）無論在審美、圖像的安排或是思想上的啟發，則又更糟了些。

但不管怎麼說，艾梅在許多私密的作品中表達了孩子們在她身上激發的愛和痛苦的感受，這些感受顯然與她對自己孩子的擔憂和恐懼有關。也在這個時候，艾梅的焦慮加劇，愈發覺得需要採取直接行動。在她極度情緒化的狀態下，她激發出一種激烈的推理──她必須正視她的敵人。她對自己說：「我必須現身保護我的孩子，我不能成為一位懦弱的母親。」襲擊發生前一個月，她購買了一把擺飾在店面帶有刀鞘的刀子。就在一九三一年四月十日這天晚上，一個星期六的晚上七點鐘，艾梅依舊按照每週固定的行程探視她的家人。[3]一個多小時後，在她錯亂的妄想驅使下，艾梅在劇院門口襲擊了她的受害者。……

本節引文的診斷紀錄出現在拉岡博士論文裡，作為「艾梅個案的臨床檢查」這個章節的結束段落，這是艾梅首次現身在這本論文的章節。12 不過拉岡並沒有說明此次兩週住院評估紀錄，是在艾梅遭到制伏後送至聖拉扎爾監獄時，還是轉介至聖安娜精神病院後所做的診斷紀錄。不過應能猜測艾梅當時已在聖安娜病院，這是因為在攻擊Z夫人之後，當艾梅被關在聖拉扎爾監獄時，仍然精力充沛咄咄逼人，表達對受害者的仇恨。一九三一年五月四日（還在監獄時），她在寫給一位醫師的信件裡表示，報紙刊登她「神經衰弱」的消息，正在損害她未來的職業生涯。13

此時的艾梅剛轉入病院，拉岡詳細記錄了艾梅的生命徵象（時間上應與引文的診斷紀錄相近）：輕微的心搏過速、甲狀腺腫的問題、X光、血液、基礎代謝率等。接著是一句不到兩行的獨立段落——「第二個孩子，目前發育良好、健康的男孩。八歲，在學校正常」14——在紀錄上顯得有些過於簡潔，不知道是因為蒐集的資訊不多，還是說這孩子實在健康正常，以至於沒有必要額外記錄。正因如此，這個簡短陳述的段落反倒與其他診斷紀錄顯得格格不入。

在第一次審訊中，艾梅的聲音變得緩弱平淡；她謙虛的舉止幾乎掩飾了她的不信任。在回覆審訊的問題時，她以精確的方式表達了自己。「只有當語言被用來喚起某些精神錯亂的體驗時，模糊性和習慣才會被引入語言，這些體驗本身是由不精確和邏輯上無法表達的直覺所組成的。」拉岡如此註解。[15] 拉岡認為艾梅背叛了她的主要痛苦——她曾經想要與丈夫離婚，現在這成了她最害怕的事情。顯然，這將導致她與她的孩子分開。這個孩子似乎是她唯一關心的對象。艾梅在後來審訊時表現出更多的自信，有時是嬉戲的態度，有時則是沮喪，有時是二者交替。行為異常變得很少見；那些孤獨的笑聲，或是不帶任何動機地突然竄進走廊裡等行為只有護士觀察到。不過，艾梅與醫生的關係並沒有擺脫模糊的情色妄想的想像。

爾後與拉岡的對話期間，艾梅對於妄想主題的回憶，在她心中激起某種羞恥感（例如

[3] 阿洛夫表示，襲擊事件真正日期發生在一九三一年四月十八日，拉岡刻意更改了日期至四月十日。「戲劇作家和作曲家協會在一九八七年一月十九日的一封信中證實了這部作品是在四月十八日首映的事實。同一協會以及沒有保存檔案的聖喬治劇院，向我們保證在這之前該作品從未公演過」（Allouch 1994: 171-2）。在拉岡的博士論文第一五三頁中，並沒有給出確切的年份，論文中保留了月份、星期六和時間，但修改了月份的日期（從四月十八日改為四月十日）。

粗鄙的用詞或是某些應受譴責的行為），有時則是一種被嘲笑的感覺（關於她的情色妄想和誇大妄想內容），或是感到後悔懊惱——也許此處可以窺見某種病識感。一九三二年某日（紀錄上並未記載詳細日期），艾梅和她的丈夫進行了簡短的會談，在那之後她拒絕任何進一步的會面。那年，拉岡完成他的博士論文。

＊　＊　＊

一九三八年三月底，艾梅在另一家精神病院辦理住院。兩週評估：「表現和行為正常，糾正患者言論中的既有錯覺，並面質患者在自身存在的整個時期都失去了理智。然而，根據直接觀察和文件中包含的事實，患者是一位具有情色妄想傾向的妄想症病人，並且經歷過兩次發病階段，在此期間患者沉迷於危險的暴力行為。因此，我們認為這名婦女患有間歇性精神病，一種本質上反覆發作的疾患，需將這位體質不平衡的患者予以監禁以求謹慎。」[16] 在住院過程中，艾梅曾經在一九四三年四月提出釋放請求但遭法院駁回，直到同一年年末在姊姊的保證下，艾梅才離開這家精神病院。在這之後，便沒有見到其他住院紀錄了。

戰後艾梅留在巴黎工作，直到一九五二至五三年，艾梅在拉岡的父親阿爾弗雷德家裡擔任管家（gouvernante）。在這兩年期間，她的兒子迪迪耶・安齊自一九四九年與拉岡的分析開始，並且在艾梅擔任老拉岡管家這段期間恢復了與母親的聯繫。

這恐怕是最讓人感到詫異的一段時期了，它甚至帶給兩位主角各自的雙重束縛：Z夫人的襲擊案，使得安齊成為死亡威脅的對象而接受拉岡的治療——自一九四九年一月起，安齊與拉岡開始了一週三次為期四年的精神分析訓練，直到一九五三年正式成為一名治療師。因此在時間上當艾梅決定在老拉岡家中工作時，她的兒子已經與拉岡進行分析訓練了。並且分析的主要事件之一正是在艾梅案與該分析本身之間建立聯繫。於是，當安齊得知他的母親與拉岡有某種關係並讓拉岡知曉時，拉岡發現自己彷彿被召喚做出選擇——他顯然不能自稱是艾梅的精神病醫師的同時，自己又是安齊的精神分析師。而對於安齊而言，這意味著作為一位從拉岡取名為艾梅的女性個案的兒子，發現自己正與拉岡進行分析他的母親。但事後證明，安齊保守了二十五年來與拉岡的艾梅聯繫的祕密，直到母親和拉岡皆已過世數年後才公開這段歷史。「法國的精神分析因此正確地認識到，此一聯繫是這段歷史的重要組成部分」——阿洛夫認為肯認這段聯繫的歷史，意味著「克服了不願說的歷史，並且還原了被剝奪的事實」。[17]

但在治療剛開始時，事實上兩位主角都不知情——至少在阿洛夫的描述裡，試圖讓讀者相信事實是如此發展的：拉岡並不知道艾梅的姓氏，艾梅是以她娘家的姓氏進入聖安娜精神病院。而安齊接受了拉岡的治療，並不知道他的母親比他來得更早。當母親與安齊談論她的過去以及她與當時的精神科醫師的關係，安齊才得知真相，他衝到圖書館激動地發現了屬於他的過去（是否也包括那位八歲的健康男孩的紀錄？）。阿洛夫指出安齊在與拉岡的治療關係上有著「積極而強烈的父親移情」基礎（或者這整段人物關係的發展，不正像是伊底帕斯的反轉？），它在安齊身上建立了一種既可怕又痛苦的分離——從此以後，他不再能夠將自己委託給「父親」來提出有關他母親精神錯亂的問題。對他來說，「自我分析」路徑成為最後的手段，透過母親喚起她和自己的童年，安齊最終才能夠以佛洛伊德語言說出：「透過緩慢的自我分析過程，我才能夠在我的記憶裡，重建母親在我生命最初幾個月裡與我聯繫的困難。」[18]

一九八一年七月十五日，艾梅逝世；同年九月九日，拉岡逝世。

* * *

一九八六年二月，安齊接受新書《思想的肌膚》（*Une Peau pour les Pensées*）的採訪過程中，自我揭露了父親勒內．安齊，以及母親瑪格麗特的真名——也就是拉岡博論裡名為「艾梅」的個案。

在阿洛夫的書裡，安齊以一種近乎平淡冷漠甚至些許悲傷的口吻，回應了阿洛夫的著作並且成為該書的〈後記〉，其中內容摘錄如下：

> 我不認識艾梅，我只認識瑪格麗特。
>
> 她遭受了某種迫害傾向，也讓其他人受苦。但是，當我成年後再次見到她時，她從未表現出具組織且持久的錯亂。毫無疑問，她的迫害性防禦使她免受了多次讓我和我的家人瞥見的深度抑鬱症。
>
> 儘管我這麼想，但我仍不記得稱呼瑪格麗特為「媽媽」。瑪格麗特，濃密的花朵，顏色蒼白，迷失在青翠的草地上。這就是此刻書寫時她的名字在我心中喚起的視覺形象。草地是她的家鄉杜米斯的草地，直到我十歲或十二歲，我所有的假期幾乎都在那裡度過。但都沒有她，因為她在巴黎住院。很快地我便明白我不應該問她在哪裡或者她在那裡做什麼。我被我的祖父母、阿姨舅舅親人們寵愛，他們在那裡度過了部分的夏日時光。對他們身為鄉村居民來說，我是一位城市人的原型。但他們忘記了我的母親是因為不幸和羞恥而成為巴黎人。在這件事情上，一個沉重的沉默已經被永遠封存了。
>
> 瑪格麗特，活潑的花朵，呼吸著快樂，播撒歡笑，當她無需與時常困擾著她的暈眩抑鬱症做爭鬥的時候。

願這段文字成為散落在她過去的褻瀆的終結，願它透過短暫的母親片刻，為瑪格麗特的榮耀建起一座清醒而莊嚴的墳墓。

這是否回應了他的母親在巴黎所寫的文學作品——那份被拉岡稱為平庸之作，並且事後拒絕將手稿歸還給艾梅的文學寫作？這件田園詩風格的作品描寫一位女子帶著孩子們在外玩耍，直到哄著他們上床睡覺而露出滿意的笑容，接著她坐在無燈的窗邊等待著他，所有激烈、妒忌、溫柔、喜樂念頭都向著他來或從他而來，勾勒了瑪格麗特與她那一生奮力保護的孩子的團聚渴望——或許這件作品的內在價值正來自它的平庸，讓任何一位母親對自己孩子的思念都能輕易從中獲得共鳴：

春天，在春天的阿基坦東北部，山峰因風而變黑，但山谷溫暖、蒼白、緊繃：它們遮住了陽光。妻子們在棕色山谷的色彩中為孩子們帶來美麗。那裡的鬱金香在冬天不會結冰，三月的時候，它們細長而纖弱，完全是太陽和月亮的顏色。鬱金香在鬆軟的土地上綻開花色，未來的母親們帶著孩子在鬱金香裡！

一九八六年由法國歷史學家兼精神分析學家的魯丁斯科出版的《法國精神分析史》中，

將迪迪耶・安齊記載為「艾梅的兒子」。從那一刻起，艾梅的兒子是迪迪耶，而迪迪耶的母親是瑪格麗特；我們用瑪格麗特的面容來認識艾梅的臉譜，而以艾梅的錯亂穿透瑪格麗特過去的人生。這段記載帶來最大的肯認：論文裡的艾梅個案與現實裡的瑪格麗特，一同進入了象徵秩序裡的人倫關係。在那裡，母親和孩子彼此不在的空缺獲得了實質意義上的重新確認。它使我們得以正視這種「真實的空缺」，明白在那個時代以及我們這個時代裡精神病患的混亂、痛苦與無能為力。

我想這便是精神病院的價值吧，它具現並且時刻提醒我們空缺的存在。

人名對照表

Aimée 艾梅（個案）
Jean Allouch 吉恩・阿洛夫
Didier Anzieu 迪迪耶・安齊
René Anzieu 勒內・安齊

Charles Pierre Baudelaire 夏爾・皮耶・波特萊爾
Jeremy Bentham 傑瑞米・邊沁
João Biehl 朱歐・畢尤
Eugen Bleuler 尤金・布魯勒
Jerome S. Bruner 傑羅姆・布魯納

Susannah Cahalan 蘇珊娜・卡哈蘭
James Clifford 詹姆斯・克里弗德
Klaus Conrad 克勞斯・康拉德

Salvador Dali 薩爾瓦多・達利
Ranendra Das 拉南德拉・達斯
Veena Das 維娜・達斯
Michel de Certeau 米歇爾・德・塞杜
Gilles Deleuze 吉爾・德勒茲
Mary Douglas 瑪麗・道格拉斯

Leon Eisenberg 利昂・艾森伯格
Torben Eskerod 托本・埃斯可拉德
Edward Evan Evans-Pritchard 愛德華・伊凡－普理查

Paul Farmer 保羅・法默
Iain Ferguson 伊恩・弗格森
Michel Foucault 米歇爾・傅柯
Sir James G. Frazer 詹姆斯・弗雷澤爵士
Derek Freeman 德瑞克・弗里曼
Sigmund Freud 西格蒙德・佛洛伊德

Clifford Geertz 克里弗德・葛茲
Erving Goffman 厄文・高夫曼
Byron Good 拜倫・古德
Pierre-Félix Guattari 皮埃爾－菲利克斯・瓜達里

Robert Hahn 羅伯特・漢恩
Marvin Harris 馬文・哈里斯
David Healy 大衛・希利

Thomas Insel 湯瑪斯・伊瑟爾

Karl Jaspers 卡爾・雅斯培
Carl Jung 卡爾・榮格

Franz Kafka 法蘭茲・卡夫卡
Arthur Kleinman 凱博文
Emil Kraepelin 埃米爾・克雷佩林

Jacques Lacan 雅各・拉岡
R. D. Laing 隆納・大衛・連恩
Lucien Lévy-Bruhl 呂西安・列維－布留爾
Margaret M. Lock 瑪格麗特・洛克

Bronislaw Malinowski 布朗尼斯勞・馬凌諾斯基
Marguerite 瑪格麗特
Gabriel García Márquez 加布列・賈西亞・馬奎斯
Emily Martin 艾蜜莉・瑪汀
Margaret Mead 瑪格麗特・米德
Christiana D. Morgan 克莉絲汀娜・摩根
Henry A. Murray 亨利・莫瑞

Gananath Obeyesakere 加納納什・奧貝賽克拉
Sherry Ortner 雪莉・歐德娜

Niccolò Paganini 尼科羅・帕格尼尼
Talcott Parsons 托卡・帕森斯
Walker Percy 沃克・裴西

Sergei Rachmaninoff 謝爾蓋・拉赫曼尼諾夫
Elisabeth Roudinesco 伊莉莎白・魯丁斯科

Marshall Sahlins 馬歇爾・薩林斯
Susan Sontag 蘇珊・桑塔格
Jean-Paul Sartre 尚－保羅・沙特
Louis Sass 路易斯・薩斯
Nancy Scheper-Hughes 南希・舍柏－休斯
Kurt Schneider 寇特・施耐德
Danial Paul Schreber 丹尼爾・保羅・史瑞伯
Thomas Szasz 湯瑪斯・薩茲

Michael Taussig 邁克爾・陶西格
Victor Turner 維特・透納

Max Weber 馬克思・韋伯

註釋

序　荒謬即是日常

1. Geertz 2002[1983]: 72, 68。
2. Geertz 2009[1995]: 129。
3. Geertz 1973: 22。
4. 同時見Goffman 2012[1961]: 86-7。
5. Kleinman, Eisenberg and Good 2006[1978]: 148。
6. 同上引。
7. 見筆者《詮釋人類學》第一章，2015。
8. 有關李維史陀受訪的說法，見Eribon 1991: 181。
9. 見Kleinman, Eisenberg and Good 2006[1978]。
10. 同時見林憲 2007: 28。
11. Geertz 1995: 114；同時見林徐達 2015: 30。
12. Geertz 1973: 23。
13. 同時見Kleinman 1988b: 158。

一　瘋狂政治學：診斷與處遇

1. Kraepelin 1987[德文原著1896]；*cf.* Sass 2017[1992]: 4。
2. Sass 2017[1992]: 5。
3. 本書參考布魯勒的英譯本*Dementia Praecox, or the Group of Schizophrenias*（1950[德文原著1911]）。Sass 2017[1992]: 91。
4. Bleuler 1950: 9。
5. Freud 1911: 180。

6. Jackson 1881: 329；見Berrios 1991, 2001。
7. 本書參考雅斯培的英譯本*General Psychopathology*（1963[德文原著1913]）。
8. Sass 2017[1992]: 1。
9. Insel 2010；*cf.* Sass 2017[1992]: 317。
10. DSM-I 1952: vii。
11. 見Johnstone and Lawrie 2010。
12. Kleinman 1988b: 1。
13. Johnstone and Lawrie 2010: 12。
14. Reese 2013。
15. 見Ferguson 2019；同時見Kleinman 1988b: 16, 73。
16. 林耀盛 2015。
17. Kleinman 2012: 609。
18. O'Connell 2016。
19. Healy 2006: 64-5。
20. 同上引。
21. 同上引。
22. Healy 2006: 65。
23. 蔡友月 2012: 16-8。
24. 彭榮邦、翁士恆 2018: 232-3。
25. 翁士恆、彭榮邦 2018: 255。
26. Sass 2017[1992]: 64。
27. 蔡友月 2012: 17。
28. Foucault 1994[1961]: 10。
29. 同上引：12。
30. 同上引：190。
31. 同上引：4。
32. 同上引：200。
33. Foucault 2010: 96-7。
34. Goffman 2012[1961]。
35. Goffman 2012[1961]: 158-9。
36. 同上引：58。

37. 同上引：167。
38. 同上引：169。
39. Laing 1960: 4-8。
40. 同上引：26。
41. 同上引：36-7。
42. Laing 1960: 37。
43. Laing 1960: 37-8。
44. 同上引：38。
45. Szasz 2010[1961]: xii。
46. 同上引：12。
47. 同上引：48-54, 259-61。
48. Laing 1960: 16。
49. Das and Das 2006: 186-7。
50. 同上引：192, 202-3。
51. Farmer 2000: 199。
52. 同上引：200。
53. 同上引：197。
54. Jaspers 1963[1913]: 301-3。
55. 同上引：282-3。
56. 同上引：343。
57. Sass 2017[1992]: 26。
58. Jaspers 1963[1913]: 95-6。
59. APA 2013: 87。
60. Jaspers 1963[1913]: 95-6。
61. Jaspers 1963[1913]: 98-9。
62. Jaspers 1963[1913]: 347, 353; 121-7。
63. Jaspers 1963[1913]: 126。
64. Jaspers 1963[1913]: 415。
65. 同上引。
66. Sass 2017[1992]: 174。
67. Jaspers 1963[1913]: 116-7。

68. Sass 2017[1992]: 83。
69. 同上引：96。
70. 同上引。
71. Sass 2017[1992]: 136。
72. Sass 2017[1992]: 97, 101。
73. Laing 1990[1960]: 164。
74. 同上引。
75. Sass 2017[1992]: 168。
76. 同上引：347
77. Jaspers 1963[1913]: 356-7。
78. Geertz 1973: 69；同時見林徐達 2015: 3, 30。
79. Geertz 1995: 114。
80. Geertz 1973: 5。
81. Sass 2017[1992]: 8-12。
82. Geertz 2002[1983]: 319-20。
83. 見本書第二章；同時見林徐達 2015。

二　功能光譜：臨床個案與古典案例的對照分析

1. Lacan 2001: 209；同時見林徐達 2015: 133-4。
2. 林美伶等 2002。
3. 林淑蓉 2008: 42。
4. 李舒中 2010。
5. 林耀盛 2002: 155-6。
6. Goffman 2012[1961]: 160。
7. Jaspers 1963[1913]: 127。
8. Sass 2017[1992]: 82-4。
9. 同上引。
10. *cf.* Laing 1960: 29-30; Laing 1994: 17。
11. Laing 1960: 67。
12. Kraepelin 1905: 79-80; *cf.* Laing 1960: 30。

13. Laing 1960: 30。
14. Sass 2017[1992]: 1-2。
15. 同上引。
16. Schneider 1959[1950]: 88-145。
17. 見Sass 2017[1992]: 176。
18. 同上引：xxvii。
19. Jaspers 1963[1913]: 115。
20. Sass 2017[1992]: 11。
21. 見Lacan 1932: 27。
22. Lacan 1932: 154。
23. 同上引：157。
24. Lacan 1932: 159; 1987: 215。
25. Lacan 1987: 215-217。
26. Lacan 1932: 250。
27. 同上引：253。
28. 同上引：252。
29. Lacan 1987: 215, 223。
30. Lacan 1932: 253。
31. Lacan 1932: 158。
32. 同時見福原泰平 2002；吳琼 2011。
33. Laing 1960: 17; Sass 2017[1992]: 53-4。
34. Laing 1960: 75。
35. Schreber 2000[1955]: 169。
36. Dinnage 2000: xii，收錄於《一位神經疾病患者的回憶錄》之導讀。
37. Freud 2006[1911]。
38. Freud 2006[1911]。
39. 宋文里 2012: 235。
40. Liang 1967: 126, 167。
41. Lacan 1993[1981]: 311, 124。
42. Schreber 2000[1955]: 78-80。
43. Schreber 2000[1955]: 236, 262; *cf.* Lacan 1993[1981]: 125-135, 274。

44. Lacan 1993[1981]: 135。
45. 同上引：209。
46. Schreber 2000[1955]: 275。
47. Sass 2017[1992]: 218。
48. Sass 2017[1992]: 147。
49. 見吳琼 2011。
50. Goffman 2012[1961]: 253-4。
51. Sass 2017[1992]: 10。
52. Sass 2017[1992]: 97。
53. Bleuler 1950: 77; *cf.* Sass 2017[1992]: 360, n.52。

三 文化診斷：病徵與疾病

1. *cf.* Malinowski 1954[1948]: 25。
2. Malinowski 1954[1948]: 31-4。
3. 同上引：28, 71-2。
4. 同上引：28。
5. 同上引：32。
6. Malinowski 1954[1948]: 80, 108, 137。
7. Malinowski 1954[1948]: 68-69。
8. Evans-Pritchard 2006[1937]: 89。
9. 同上引：90。
10. 見Evans-Pritchard 2006[1937]: 427, 480, 496。
11. 同上引：520。
12. 同上引：519。
13. 同上引：92。
14. Turner 2006[1970]: 307。
15. 同上引：307。
16. 同上引：308。
17. 同上引：308-9。
18. 同上引：357。

19. 同上引。
20. Turner 2006[1970]: 358
21. 同上引：358-9。
22. 同上引：359。
23. 同上引：360-1。
24. 同上引：325-7。
25. Malinowski 1954[1948]: 143-5。
26. Evans-Pritchard 2006[1937]: 86-91。
27. Turner 2006[1970]: 360。
28. Evans-Pritchard 2006[1937]: 42, 63；同時見Good 2010[1994]: 16。
29. 見Malinowski 1954[1948]: 132, Evans-Pritchard 2006[1937]: 503。
30. Good 2010[1994]: 11。
31. 同上引：180。
32. Kleinman 2007[2006]: 99。
33. Good 2010[1994]: 199。
34. Bruner 1991: 4, 18。
35. 同上引：17。
36. 有關疾病與治療的多樣聲音與視角之討論，請參見Hahn 2010[1995]: ch7。
37. Deleuze and Guattari 1977: 87-8。
38. 例如林美伶等作者 2002；林淑蓉 2008。
39. Scheper-Hughes and Lock 1987: 27。
40. 彭榮邦、翁士恆 2018: 241-2。
41. Hahn 2010[1995]: 328。
42. 同上引：212-3。
43. 見Ortner 1999: 143-146。
44. Das 2007: 63-4。
45. Kleinman, Eisenberg and Good 2006[1978]: 140, 142。
46. 同上引：145-6。
47. 同上引：144-6；同時見Kleinman 1978a: 88。
48. Kleinman 1978a: 88；同時見Hahn and Kleinman 1983: 306。
49. Kleinman 1978b: 664；同時見Scheper-Hughes and Lock 1987。

50. 林憲 2007: 76。
51. 同上引：81-2。
52. 同上引：148。
53. 林憲 1992: 13。
54. Lin et al. 1969；Yeh et al. 1987; *cf.* Kleinman 1988b: 56。
55. 見Prince and Tcheng-Laroche 1987; Mechanic 1986；*cf.* Kleinman 1988b: 46, 63。
56. 林憲 2007: 107。
57. Scheper-Hughes and Lock 1987: 31。
58. 同時見Hahn 2010[1995]: 92-5。
59. Kleinman 1988a: xiii; Good 2010[1994]: 212。
60. Good 2010[1994]: 127。
61. Geertz 1973: 420-1。
62. Kleinman 1978a: 92。
63. 同上引：85-6。
64. Hahn 2010[1995]: 98-104。
65. 同上引：110-1。
66. Taussig 1980: 4-5, 12。
67. 同上引：12-3。
68. Ferguson 2019: 83。
69. Jaspers 1963[1913]: 100。
70. Jaspers 1963[1913]: 98, 100。
71. Jaspers 1963[1913]; *cf.* Sass 2017[1992]: 33。
72. Jaspers 1963[1913]: 102。
73. Sass 2017[1992]: 40。
74. Jaspers 1963[1913]: 100。
75. Kleinman 1988b: 156。
76. 同上引：3。
77. 同上引：27。
78. 同上引：8-12。
79. 同上引：114。

80. 同上引：149。

四　臨床作為文化體系：精神病院的安置與處遇

1. Kleinman and Benson 2006: 1673。
2. Morgan and Murray 1935: 289。
3. 同時見 Good 2010[1994]: 53, n1。
4. Hahn 2010[1995]: 78-9。
5. Parsons 1968[1937]。
6. Geertz 2000: x；同時見 Micheelsen 2002; Errington 2011；同時見林徐達 2015: 33。
7. Geertz 1973: 153。
8. 同上引。
9. 同上引。
10. 同上引。
11. 同上引。
12. 同上引：196。
13. 同上引。
14. 同上引：144-5。
15. 蘇絢慧 2011。
16. Geertz 1973: 100。
17. Geertz 1973: 102。
18. Geertz 1983: 69-70；同時見林徐達 2015: 16。

五　臨床脆弱性：照顧與管理

1. Goffman 2012[1961]: 254。

六　臨床多樣性：醫療與受苦主體

1. 卡夫卡〈變形記〉中文版，2007: 128。

2. Márquez 1994: 11-12。
3. 沈志中 2019a: 11。
4. 同上引。
5. Sèchehaye 1970: 33。
6. Geertz 1983: 149。
7. 同時見 Geertz 1983: 151。
8. 同上引：163。
9. Geertz 1983: 152。
10. Geertz 1983: 161。
11. Geertz 2000: 80-1。
12. 同上引：82。
13. 同上引：75。
14. Geertz 2000: 87。
15. Kleinman 1978c；同時見 Kleinman, Eisenberg and Good 2006[1978]。
16. Kleinman 1988b: 9。
17. Sontag 2012[1978]: 24-5。
18. 分別見 Kleinman 2012、吳易澄 2018、林耀盛 2002。
19. Clifford 1986。
20. 見孔德宜 2018。
21. 林耀盛 2001: 58。
22. 林耀盛 2012。
23. 林徐達 2013。
24. Jaspers 1963[1913]: 417。
25. 同時見 Sass 2017[1992]: 174。
26. Baudelaire 1996: 51；同時見 Jaspers 1963[1913]: 126。
27. Good 2010[1994]: 249。
28. 見 Roudinesco 1997: 31; *cf.* 吳琼 2011: 64。
29. *cf.* Sass 2017[1992]: 420, n62。
30. Sass 2017[1992]: 155。
31. Jaspers 1963[1913]: 416-7
32. Jaspers 1963[1913]: 784。

33. 同上引：778-80。
34. Jaspers 1963[1913]: 779。
35. de Certeau 1984: 109；同時見林徐達 2012。
36. Biehl 2019[2005]: 66-7。
37. 同上引：15。
38. 同上引：31。
39. 同上引：68。
40. Biehl 2019[2005]: 388；英文原著 2005: 297。
41. Biehl 2019[2005]: 499。
42. 同上引：148。
43. 同上引：127。
44. 同上引：212, 393。

結論　在「奇幻地」

1. 林徐達 2022: 48。
2. Geertz 2002: 197。
3. Lacan 1932: 14。
4. Lacan 1932: 263。
5. Allouch 1994: 162。
6. Lacan 1932: 159。
7. Lacan 1932: 162。
8. 同上引：164。
9. 同上引：166-7。
10. Allouch 1994: 170。
11. Lacan 1932: 179。
12. Lacan 1932: 204。
13. Allouch 1994: 170。
14. Lacan 1932: 174。
15. 同上引：175。
16. Allouch 1994: 180。

17. 同上引：108
18. 同上引：561。

引用書目

一、中日文書目

孔德宜。2018。《做為一名精神病患：三位精神醫療機構長期住民的敘說與經驗》。國立東華大學諮商與臨床心理學系碩士論文，未出版。
余德慧、余安邦、李維倫。2010。〈人文臨床學的探究〉。《哲學與文化》37(1): 63-84。
余德慧、林耀盛、李維倫。2008。〈倫理化的可能探問——臨床心理學本土化進路的重探〉。收錄於《本土心理與文化療癒》，余安邦主編，pp149-206。台北：中央研究院民族學研究所。
余德慧。1997。〈文化心理學的詮釋之道〉。《本土心理學研究》8:146-202。
——。1998。〈生活受苦經驗的心理病理：本土文化的探索〉。《本土心理學研究》10:69-115。
吳易澄。2018。〈臨床文化能力的渴望：再思台灣產後憂鬱〉。《本土心理學研究》49:331-67。
吳琼。2011。《雅克 拉康：閱讀你的症狀》。北京：中國人民大學出版社。
宋文里。2007。〈臨床／本土／文化心理學：尋語路（錄）〉。《應用心理研究》34:75-112。
——。2012。〈創真行動：閱讀史瑞伯的一種他者論意義〉。《應用心理研究》53:215-50。
李舒中。2010。〈精神疾病「病識感」（insight）的社會分析：一個民族誌的觀察〉。《考古人類學刊》73:101-48。
李維倫。2017。〈華人本土心理學的文化主體策略〉。《本土心理學研究》47:3-79。

村上春樹。1994。《世界末日與冷酷異境》，賴明珠 譯。台北：時報出版。
沈志中。2019a。《啟蒙光亮下的陰影》。高雄：國立中山大學人文研究中心。
——。2019b。《永夜微光》。台北：台大出版中心。
林美伶、熊秉荃、胡海國、林淑蓉。2002。〈精神分裂症患者之烙印處境〉。《慈濟醫學》14(6): 381-7。
林徐達。2011。〈論地方知識的所有權與研究職權：從詮釋人類學的觀點省思Lahuy的「論文返鄉口試」〉。《台灣人類學刊》9(1):147-85。
——。2012。〈貧窮的文化反思：三位原住民的生命話語與意義〉。《台灣社會研究季刊》86:133-77。
——。2013。〈思念的遇望：作為生命存有的缺口動力學〉。《東華漢學》18:461-76。
——。2015。《詮釋人類學：民族誌閱讀與書寫的交互評註》。台北：桂冠。
——。2018。〈真實在他方：尚．胡許的實驗影像、人類學／超現實反身性，與非洲的後殖民意象〉，收錄於《藝術觀點ACT》74:49-55。台南：南藝大。
——。2019。〈清澈的不確定性〉，《路徑》出版序，頁i-iv。台北：桂冠。
——。2020a。〈新冠肺炎的「世界」大戰〉，收錄於《幼獅文藝》798:24-6。台北：幼獅文化。
——。2020b。〈臆／術：醫學、巫術與藝術的療遇〉，收錄於《藝術觀點ACT》81:13-20。台南：南藝大。
——。2022。〈關於環境人文主義的一些疑慮〉，收錄於《藝術觀點ACT》89:44-9。台南：南藝大。
林淑蓉。2008。〈身體、意象與變異的自我感：精神分裂症患者的主體經驗〉，收錄於《臺灣人類學刊》6(2):3-46。
林憲。1992。〈社會、文化精神醫學之發展與展望〉，收錄於《中華精神醫學》6(1):10-30。
——。2007。《文化精神醫學的贈物：從台灣到日本》。台北：心靈工坊。
林耀盛。2001。〈非此非彼：初探心理學的人論及其意義〉。《應用心理研究》9:55-85。

——。2002。〈性別識盲及其不滿：以精神病為論述對象〉。《女學學誌：婦女與性別研究》14:119-72。
——。2011。〈本土化、西方化與全球化：本土臨床心理學的研發進程〉。《本土心理學研究》35:145-88。
——。2012。〈正常與存有：精神病理的反思實踐〉。《身心障礙研究季刊》10(3):226-38。
翁士恆、彭榮邦。2018。〈以「非我」為引探究受苦經驗與療癒實踐行動：從現象學取徑〉。《中華心理衛生學刊》31(3): 253-74。
彭榮邦、翁士恆。2018。〈直面受苦：人文臨床心理學的心理病理學芻議〉。《中華心理衛生學刊》31(3):227-51。
黃光國。2011。〈論「含攝文化的心理學」〉。《本土心理學研究》36:79-110。
福原泰平。2002。《拉康：鏡像階段》。王小峰、李濯凡譯。石家莊：河北教育出版社。
楊國樞。1993。〈我們為什麼要建立中國人的本土心理學?〉。《本土心理學研究》1:6-88。
蔡友月。2009。《達悟族的精神失序：現代性、變遷與受苦的社會根源》。台北：聯經。
——。2012。〈真的有精神病嗎？〉。《科技、醫療與社會》15:11-64。
——。2018。〈聆聽混亂敘事：達悟族精神失序者與國家偏遠醫療治理〉。收錄於《不正常的人？台灣精神醫學與現代性的治理》，蔡友月、陳嘉新主編，pp259-305。台北：聯經。
蘇絢慧。2011。《當傷痛來臨：陪伴的修練》。台北：寶瓶文化。

二、英文書目（含譯著）

Alanen, Yrjö O, Viljo Räkköläinen, Juhani Laakso, Riitta Rasimus, and Anne Kaljonen. 1986. *Towards Need-Specific Treatment of Schizophrenic Psychoses A Study of the Development and the Results of a Global Psychotherapeutic Approach to Psychoses of the Schizophrenia Group in Turku, Finland.* New York: Springer-Verlag.

Allouch, Jean. 1994. *Marguerite, ou l'Aimée de Lacan*. Paris: E.P.E.L.

American Psychiatric Association. 2000. *Diagnostic and Statistical Manual of Mental Disorders*, Fourth Edition Text Revision; DSM-IV-TR. Washington, D.C.: American Psychiatric Publishing.

American Psychiatric Association（美國精神醫學會）著，2013。《精神疾病診斷與統計手冊第五版》（*Diagnostic and Statistical Manual of Mental Disorders*, 5th edition; DSM-5），台灣精神醫學會譯。台北：合記。

Baudelaire, Charles P. 1996. *Artificial Paradises: Baudelaire's Classic Work on Opium and Wine*, tran. Stacy Diamond. Secaucus: Carol Publishing.

Bayer, Ronald and Robert L. Spitzer. 1985. "Neurosis, Psychodynamics, and DSM-III: A History of the Controversy," in *Arch Gen Psychiatry* 42(2):187-96.

Berrios, G. E. 1991. "Positive and Negative Signals: A Conceptual History," in *Negative Versus Positive Schizophrenia*, eds, A. Marneros, Nancy C. Andreasen, et al., pp8-27. New York: Springer-Verlag.

——. 2001. "The Factors of Insanities: J. Hughlings Jackson. Classic Text No. 47," in *History of Psychiatry*, 12 (47 Pt 3): 353-73.

Biehl, João（朱歐・畢尤）著。2019[2005]。《卡塔莉娜：關於生命療養院，以及人們如何被遺棄的故事》（*Vita: Life in a Zone of Social Abandonment*），葉佳怡譯。新北：左岸文化。

Bleuler, Eugen. 1950. *Dementia Praecox, or the Group of Schizophrenias*, tran. Joseph Zinkin. New York: International Universities Press.

Bruner, Jerome. 1991. "The Narrative Construction of Reality," in *Critical Inquiry* 18:1-21.

Cahalan, Susannah（蘇珊娜・卡哈蘭）著。2021。《大偽裝者：一個臥底精神病院的心理學家與八個假病人，顛覆「瘋狂」的祕密任務》（*The Great Pretender: The Undercover Mission That Changed Our Understanding of Madness*）， 澤元譯。新北：大牌出版。

Clifford, James.（詹姆斯・克里弗德）著。1986. "Introduction: Partial Truths," in *Writing Culture: The Poetics and Politics of Ethnography*, eds. James Clifford and George E. Marcus, pp1-26. Berkeley: University of California Press.

——。2019。《路徑：20世紀晚期的旅行與翻譯》，Kolas Yotaka譯，張瀠

之、林徐達審譯（*Routes: Travel and Translation in the Late Twentieth Century*, James Clifford, 1997）。台北：桂冠。.

Conrad, Klaus. 1958. *Die beginnende Schizophrenie. Versuch einer Gestaltanalyse des Wahns* [*The Onset of Schizophrenia: An Attempt to Form an Analysis of Delusion*] (in German). Stuttgart: Georg Thieme Verlag.

Das, Veena. 2007. *Life and Words: Violence and the Decent into the Ordinary*. Berkeley: University of California Press.

Das, Veena and Ranendra K. Das. 2006. "Pharmaceuticals in Urban Ecologies: The Register of the Local," in *Global Pharmaceuticals: Ethics, Markets, Practices*, eds. Adriana Petryna, Adriana Petryna and Andrew Lakoff, pp171-205. Durham: Duke University Press.

De Certeau, Michel. 1984. *The Practice of Everyday Life*, tran. Steven Rendall. Berkeley: University of California Press.

Deleuze, Gilles, and Pierre-Félix Guattari.1977. *Anti-Oedipus: Capitalism and Schizophrenia*. New York: Penguin Classics.

Dinnage, Rosemary. 2000. "Introduction," in *Memoirs of My Nervous Illness*, ppxi-xxiv, trans. Ida Macalpine and Richard A. Hunter. New York: The New York Review of Books.

Eribon, Didier.1991. *Conversation with Claude Lévi-Strauss*, tran. Paula Wissing. Chicago: The University of Chicago Press.

Errington, Joseph. 2011. "On not Doing System," in *Interpreting Clifford Geertz: Cultural Investigation in the Social Science*, eds. Jeffrey C. Alexander, Philip Smith and Matthew Norton, pp33-41. New York: Palgrave Macmillan.

Evans-Pritchard, Edward E.（愛德華・埃文思－普里查德）著。2006[1937]。《阿贊德人的巫術、神諭和魔法》（*Witchcraft, Oracles and Magic Among the Azande*），覃俐俐譯。北京：商務印書館。

Farmer, Paul E. 2000. "The Consumption of the Poor: Tuberculosis in the 21st Century," in *Ethnography* 1(2):183-216.

Ferguson, Iain（伊恩・弗格森）著。2019[2017]。《精神疾病製造商：資本社會如何剝奪你的快樂？》（*Politics of the Mind: Marxism and Mental Distress*），宋治德譯。台北：時報出版。

Fischer, Michael M. J. 1986. "Ethnicity and the Post-Modern Arts of Memory," in *Writing Culture: The Poetics and Politics of Ethnography*, eds. James Clifford and George E. Marcus, pp194-233. Berkeley: University of California Press.

Foster, Hal. 1989. "Book Review on *The Predicament of Culture*," in *Artforum* (February):16-7.

Foucault, Michel（米歇爾・傅柯）著。1994[1961]。《瘋癲與文明》（*Madness and Civilization*），劉北成、楊遠嬰譯。台北：桂冠。

——. 2010[1975]。《不正常的人：法蘭西學院演講系列，1974-1975》（*Les Anormaux: Cours au Collège de France, 1974-1975*），錢翰譯。上海：上海人民出版社。

Frazer, Sir James（詹姆斯・弗雷澤爵士）著。1991[1890]。《金枝》（*The Golden Bough*），洪培基譯。台北：桂冠。

Freud, Sigmund. 1911. "Psychoanalytic Notes upon an Autobiographical Account of a Case of Paranoia (Dementia Paranoides)," in *Three Case Histories*. New York: Collier Books.

——. 2006[1911]。《史瑞伯：妄想症案例的精神分析》（*Psycho-Analytic Notes upon an Autobiographical Account of a Case of Paranoia*），王聲昌譯。台北：心靈工坊。

Geertz, Clifford（克利弗德・吉〔紀〕爾茲）著。1973. *The Interpretation of Cultures*. New York: Basic Books.

——. 1983. *Local Knowledge: Further Essays in Interpretive Anthropology*. New York: Basic Books.

——. 1988. *Works and Lives: The Anthropologist as Author*. Stanford: Stanford University Press.

——. 1995. *After the Fact: Two Countries, Four Decades, One Anthropologist*. Cambridge: Harvard University Press.

——. 2000. *Available Light: Anthropological Reflections on Philosophical Topics*. Princeton: Princeton University Press.

——. 2002[1983]。《地方知識：詮釋人類學論文集》（*Local Knowledge: Further Essays in Interpretive Anthropology*），楊德睿譯。台北：麥田。

——. 2009[1995]。《後事實追尋：兩個國家、四個十年、一位人類學家》

（*After the Fact: Two Countries, Four Decades, One Anthropologist*），方怡潔、郭彥君譯。台北：群學。

Goffman, Erving（厄文・高夫曼）著。2012[1961]。《精神病院：論精神病患與其他被收容者的社會處境》（*Asylums: Essays on the Social Situation of Mental Patients and Other Inmates*），群學翻譯工作室譯。台北：群學。

Good, Byron（拜倫・古德）著。2010[1994]。《醫學、理性與經驗：一個人類學的視角》（*Medicine, Rationality, and Experience: An Anthropological Perspective*），呂文江、余曉燕、余成普譯。北京：北京大學出版社。

Hahn, Robert（羅伯特・漢恩）著。2010[1995]。《疾病與治療：人類學怎麼看》（*Sickness and Healing: An Anthropological Perspective*），禾木譯。上海：東方出版中心。

Hahn, Robert and Arthur Kleinman. 1983. "Biomedical Practice and Anthropological Theory: Frameworks and Directions," in *Annual Review of Anthropology*, vol. 12:305-33.

Healy, David. 2006. "The New Medical Oikumene," in *Global Pharmaceuticals: Ethics, Markets, Practices*, eds. Adriana Petryna, Adriana Petryna and Andrew Lakoff, pp61-84. Durham: Duke University Press.

Insel, Thomas R. 2010. "Rethinking schizophrenia," in *Nature*, vol. 468:187-93.

Jackson , John Hughlings. 1881. "Remarks on Dissolution of the Nervous System as Exemplified by Certain Post-epileptic Conditions," in *Medical Press and Circular*.

Jaspers, Karl. 1963[1913]. *General Psychopathology,* trans. J. Hoenig and Marian W. Hamilton. Chicago: University of Chicago Press.

Johnstone, Eve C. and Stephen M Lawrie. 2010. "An Introduction to Psychiatry," in *Companion to Psychiatric Studies*, pp1-15. Churchill: Livingstone.

Kafka, Franz（法蘭茲・卡夫卡）著。2007。《變形記》（*Die Verwandlung und ausgewählte Erzählungen*，收錄合輯），高中甫等譯。台北：商周。

Kawa, Shadia and James Giordano. 2012. "A Brief Historicity of the Diagnostic and Statistical Manual of Mental Disorders: Issues and Implications for the Future of Psychiatric Canon and Practice," in *Philosophy, Ethics, and Humanities in Medicine*, vol.7:2.

Kleinman, Arthur. 1978a. "Concepts and A Model for the Comparison of Medical Systems as Cultural Systems," in *Social Science and Medicine*, vol.12:85-93.

——. 1978b. "What Kind of Model for the Anthropology of Medical Systems?" in *American Anthropologist*, vol.80:661-5.

——. 1978c. "Clinical Relevance of Anthropological and Cross-Cultural Research: Concepts and Strategies" in *American Journal of Psychiatry* 135(4):427-31.

——. 1983. "Biomedical Practice and Anthropological Theory: Frameworks and Directions," in *Annual Review of Anthropology*, vol.12:305-33.

——. 1988a. *The Illness Narratives: Suffering, Healing, and the Human Condition*. New York: Basic Books.

——. 1988b. *Rethinking Psychiatry: From Cultural Category to Personal Experience*. New York: The Free Press.

——。2007[2006]。《道德的重量：不安年代中的希望與救贖》（*What Really Matters: Living a Moral Life amidst Uncertainty and Danger*），劉嘉雯、魯宓譯。台北：心靈工坊。

——. 2012. "The Art of Medicine: Culture, Bereavement, and Psychiatry," in *Lancet*, vol.379:608-609.

Kleinman, Arthur and Peter Benson. 2006. "Anthropology in the Clinic: The Problem of Cultural Competency and How to Fix It," in *PLoS Medicine*, vol. 3(10): 1673-6.

Kleinman, Arthur, Leon Eisenberg and Byron Good. 2006[1978]. "Culture, Illness, and Care Clinical Lessons from Anthropologic and Cross- Cultural," in *Focus: The Journal of Lifelong Learning in Psychiatry* 1(4):140-9; reprinted from *Annals of Internal Medicine*, vol. 88:251-8.

Kraepelin, Emil. 1905. *Lectures on Clinical Psychiatry*. 2nd. Rev. London: Bailière, Tindall & Cox.

——. 1987. "Dementia Praecox," in *The Clinical Roots of the Schizophrenia Concept: Translations of Seminal European Contributions on Schizophrenia*, eds. J. Cutting and M. Shepherd, pp13-24. Cambridge: Cambridge University Press.

Lacan, Jacques. 1932. *De la psychose paranoïaque dans ses rapports avec la*

personnalité. Paris: Seuil.

——. 1987. "The Case of Aimée, or Self-Punitive Paranoia," in *The Clinical Roots of the Schizophrenia Concept*, trans. J. Cutting and M. Shepherd. Cambridge: Cambridge University Press.

——. 1993[1981]. *The Psychoses: The Seminar of Jacques Lacan, Book III, 1955-1956*, trans. Russell Brigg. New York: Norton

——。2001。《拉康選集》，褚孝泉譯。上海：三聯。

Laing, R. D.（R. D.萊恩）著。1960. *The Divided Self*. London: Penguin.

——. 1967. *The Politics of Experience*. New York: Ballantine Books.

——。1994。《分裂的自我》（*The Devided Self*），林和生、侯東民譯。貴陽：貴州人民出版社。

Lin, Tsung-Yi, Rin Hsien, Eng-Kuan Yeh, Chen-Chin Hsu, and Hung-Ming Chu. 1969. "Mental disorders in Taiwan 15 years later: A Preliminary Report," in *Mental Health in Asia and the Pacific*. [William Caudell and Tsung-Yi Lin, eds.,] pp66-91. Honolulu: East West Center Press.

Malinowski, Bronislaw. 1954[1848]. *Magic, Science and Religion and Other Essays*. New York: Doubleday.

Martin, Emily. 2007. *Bipolar Expeditions: Mania and Depression in American Culture*. Princeton: Princeton University Press.

Márquez, Gabriel García（加布列・賈西亞・馬奎斯）著。1994。《異鄉客》（*Strange Pilgrims* [*Doce cuentos peregrinos*]），宋碧雲譯。台北：時報出版。

Mechanic, David. 1986. "Role of Social Factors in Health and Well Being: Biopsychosocial Model from a Social Perspective," in *Integrative Psychiatry* 4:2-11.

Micheelsen, Arun. 2002. "'I Don't Do Systems.' An Interview with Clifford Geertz," in *Method & Theory in the Study of Religion*, vol.14(1):2-20.

Morgan, Christiana D. and Henry A. Murray. 1935. "A Method for Investigating Fantasiesthe Thematic Apperception Test," in *Archives of Neurology & Psychiatry* 34(2):289-306.

Ortner, Sherry. 1999. "Introduction," in *The Fate of "Culture": Geertz and Beyond*,

ed. Sherry Ortner, pp1-13. Berkeley: University of California Press.

Parsons, Talcott. 1968[1937]. *The Structure of Social Action.* New York: Free Press.

Percy, Walker. 1958. "Symbol, Consciousness, and Intersubjectivity," in *The Journal of Philosophy* 55(15): 631-641.

Prince, Raymond and Françoise Tcheng-Laroche. 1987. "Culture-bound syndromes and international classification of disease." in *Culture, Medicine and Psychiatry*, ll(l):3-20.

Roudinesco, Elisabeth. 1997. *Jacques Lacan*, tr. Barbara Bray. New York: Columbia University Press.

Sontag, Susan（蘇珊・桑塔格）著。2012[1978]。《疾病的隱喻》（*Illness as Metaphor and AIDS and Its Metaphor*），程巍譯。台北：麥田。

Sass, Louis. 2017[1992]. *Madness and Modernism: Insanity in the Light of Modern Art, Literature, and Thought.* Oxford: Oxford University Press.

Scheper-Hughes, Nancy and Margaret M. Lock. 1987. "The Mindful Body: A Prolegomenon to Future Work in Medical Anthropology," in *Medical Anthropology Quarterly*, New Series, vol. 1(1): 6-41.

Schneider, Kurt. 1959[1950]. *Clinical Psychopathology,* tran. M.W. Hamilton. New York: Grune & Stratton.

Schreber, Paul D. 2000[1955]. *Memoirs of My Nervous Illness,* trans. Ida Macalpine and Richard A. Hunter. New York: The New York Review of Books.

Sèchehaye, Marguerite. 1970. *Autobiography of a Schizophrenic Girl*, tran. G. Rubin-Rabson. New York: Signet.

Szasz, Thomas S. 1990. *The Untamed Tongue: A Dissenting Dictionary*. Chicago: Open Court.

——. 2010[1961]. *The Myth of Mental Illness: Foundations of a Theory of Personal Conduct*. New York: Harper Perennial.

Taussig, Michaelt. 1980. "Reification and the Consciousness of the Patient," in *Social Science & Medicine. Part B: Medical Anthropology*, vol 14(1):3-13.

Thomas, A. Ban. 2001. "Evolution of Diagnostic Criteria in Psychoses," in *Dialogues in Clinical Neuroscience* 3(4): 257–263.

Tuner, Victor（維克多・特納）著。2006[1970]。《象徵之林》（*The Forest of*

Symbols），趙玉燕、歐陽敏、徐洪峰譯。北京：商務印書館。

Tyler, Stephen A. 1986. “Post-Modern Ethnography: From Document of the Occult to Occult Document,” in *Writing Culture: The Poetics and Politics of Ethnography*, eds. James Clifford and George E. Marcus, pp122-140. Berkeley: University of California Press.

Yeh, Eng-Kung（葉英堃）, et al. 1987 “Social changes and prevalence of specific mental disorders in Taiwan,” in *Chinese Journal of Mental Health*, 3(1):31-42.

三、網路資料

林耀盛。2015。〈誰的精神疾病？反思「精神分裂症」更名之後〉。《人社東華》第五期。http://journal.ndhu.edu.tw/e_paper/e_paper_c.php?SID=77。

O’Connell, Kate. 2016. “The DSM, the APA, and Big Pharma.” http://www.shakingoffthemadness.com/blog/the-dsm-the-apa-and-big-pharma

Reese, Hope. 2013.“The Real Problems With Psychiatry.”https://www.theatlantic.com/health/archive/2013/05/the-real-problems-with-psychiatry/275371/

左岸｜人類學 350

在奇幻地

精神病院裡的臨床民族誌

作　　者　林徐達
總 編 輯　黃秀如
責任編輯　孫德齡
企畫行銷　蔡竣宇
校　　對　文雅
封面設計　日央設計
電腦排版　宸遠彩藝

社　　長　郭重興
發行人暨出版總監　曾大福
出　　版　左岸文化／遠足文化事業股份有限公司
發　　行　遠足文化事業股份有限公司
23141新北市新店區民權路108-2號9樓
電　　話　02-2218-1417
傳　　真　02-2218-8057
客服專線　0800-221-029
E-Mail　rivegauche2002@gmail.com
左岸臉書　https://www.facebook.com/RiveGauchePublishingHouse/
團購專線　讀書共和國業務部　02-22181417分機1124、1135

法律顧問　華洋法律事務所　蘇文生律師
印　　刷　成陽印刷股份有限公司
初　　版　2022年11月
定　　價　420元
ISBN　9786267209035（平裝）
9786267209042（EPUB）
9786267209059（PDF）

國家圖書館出版品預行編目(CIP)資料

在奇幻地：精神病院裡的臨床民族誌
林徐達作.
-- 初版. -- 新北市：左岸文化出版：遠足文化事業有限公司發行，2022.11
304面；14.8 x 21公分. -- (左岸. 人類學；350)
ISBN 978-626-7209-03-5(平裝)

1. CST: 精神醫學　2. CST: 臨床心理學　3. CST: 民族誌
4. CST: 田野研究

415.95　111017505